最後，我會變成你嗎？

我的麻煩失智老爸

鍾灼輝——著

VIEW 113

最後，我會變成你嗎？：我的麻煩失智老爸／失智老爸教我的幸福必修課

作　　者—鍾灼輝
主　　編—陳信宏
責任編輯—王瓊苹
責任企畫—吳美瑤
封面設計—Ancy pi
內頁設計—FE設計
內文排版—張靜怡

編輯總監—蘇清霖
董 事 長—趙政岷
出 版 者—時報文化出版企業股份有限公司
一〇八〇一九臺北市和平西路三段二四〇號三樓
發行專線—（〇二）二三〇六—六八四二
讀者服務專線—〇八〇〇—二三一—七〇五
（〇二）二三〇四—七一〇三
讀者服務傳真—（〇二）二三〇四—六八五八
郵撥—一九三四四七二四時報文化出版公司
信箱—一〇八九九臺北華江橋郵局第九九信箱
時報悅讀網—http://www.readingtimes.com.tw
電子郵件信箱—newlife@readingtimes.com.tw
時報出版愛讀者粉絲團—https://www.facebook.com/readingtimes.2
法律顧問—理律法律事務所　陳長文律師、李念祖律師
印　　刷—勁達印刷有限公司
初版一刷—二〇二二年三月十一日
初版二刷—二〇二二年六月十五日
定　　價—新臺幣三八〇元
（缺頁或破損的書，請寄回更換）

時報文化出版公司成立於一九七五年，
一九九九年股票上櫃公開發行，二〇〇八年脫離中時集團非屬旺中，
以「尊重智慧與創意的文化事業」為信念。

目次

Contents

感性腦

作為一個兒子，

這是一段我用右腦所寫成，

關於我與麻煩老爸的真實故事……

前言

最後的旅程與禮物

人生旅途中，我們總會遇到一些很難纏的人，他們的存在會對你造成極大的困擾，你絕對改變不了他們，而唯一可以做的，就是盡量離他們遠一點。不幸的是，我生命中那個最難纏的人竟然就是我的老爸。所以我自小便努力與老爸保持距離，一心想要躲過不良遺傳基因的既定命運。

簡單來說，我的老爸是一個壞人，而且跟我交惡了差不多一輩子的時間。當然我不是指那種無惡不作或十惡不赦的壞人，而是從一個兒子或我老媽的角度去看，老爸絕對是一個不稱職、不負責任的家人。從小到大，老爸看我的眼神總帶著些許不友善或厭惡，雖然我並未做什麼惹怒到他，但好像光是我的存在，就已經令他感到不高興。

老爸的人生總是混亂不堪，工作沒有進展，生活與家庭關係也是一團糟。你和他聊天，他只會站在自己的角度對他人的生活指指點點，開口閉口都是些令人難堪的話，言論偏激，對過去、對生活總是抱怨不休。不管是跟老爸溝通或相處，都是一件讓人喘不過氣的事，那感覺就像是走在一條令人喪氣的單行道上。

是不是有一天，我也會變成老爸那樣的壞人？這一直是我從小到大最大的心中恐懼。所以長大獨立後，我很快便搬離了原生家庭，過著自己喜歡及嚮往的生活。只是，一場始料未及的失智症，再次把我扯進老爸的生活怪圈。但這一次，我卻要趕在老爸徹底遺忘之前，拆掉兩人長久以來的心牆，再次潛進他的內心世界。跟一般失智症經歷有所不同，我倆不是從熟悉走向陌生，是反過來從陌生走向親近。在照護老爸的過程中，我慢慢地放下了對老爸的偏見與害怕，**跟他一起用小孩的眼睛重新看這個世界、以老人的速度過全新的生活，展開一段沒有終點的遺忘旅程。**

在我的印象中，我從沒有送過一份禮物給老爸。我希望在他把我完全忘記之前，送他一份獨一無二的禮物……

第一章　午夜凶鈴

救護車在鬧市中的大街小巷快速地穿梭，車頂閃耀著藍色燈號，跟交通燈與街道的霓虹招牌，交織成一幅詭異的光景。救護車響起像不祥哀號的警笛聲，由遠駛近，載著瀕臨垂死的老爸到達急診室的門口。兩名穿著白色制服的救護員走下，第一時間把老爸推進搶救室。緊隨擔架床後的，是臉色蒼白的老媽，她被攔在搶救室的門外。

老爸已經陷入昏迷，需要戴上氧氣面罩幫助呼吸，維生指數正在下降。急診科醫生上前替老爸檢查，懷疑他出現急性心肌梗塞。

「老伯在家突然暈倒，他曾患有糖尿病、高血壓及心臟病。他的呼吸和脈搏十分微弱，收縮、舒張壓：九十／六十，血氧六十%。」護士報告說。

醫生正想要替爸進行心電圖檢查，突然，維生儀器響起了長鳴的警號「嘟……」。

護士緊張地喊道：「老伯血壓急降，呼吸及心跳停止。」

醫生：「先做搶救！準備強心針及心臟除顫器。」

醫生替老爸進行胸部按壓與人工呼吸，只是經過了一輪心肺復甦，老爸依然沒有起色。

醫生拿起電擊板，其他人馬上退離病床。

「準備電擊，200J，Clear！」

第一次電擊後，老爸並沒有任何反應。

「250J，Clear！」

老爸依然沒有反應。

「護士，馬上注射 5c.c. Adrenaline。」

「再來 250，Clear！」

「300J，Clear！」醫生繼續搶救。

老爸終於恢復了心跳，總算暫時脫離生命危險，大家都鬆了一口氣。

「先把老伯送上ＩＣＵ，並通知心臟科醫生，安排他明天進行緊急的心導管檢查。」

醫生從搶救室走出來，看見老媽在門外焦急地等待。「太太，老伯算是脫離了生命危險，目前他仍處於昏迷狀態，不會這麼快醒來。妳先回去休息吧，明天再到加護病房看他。」

「真的謝謝你醫生。」

老媽已經不是第一次經歷這種情景，她拿起電話想要通知兩個兒子，但想了一想，還是把電話切掉。她一個人拖著疲憊的身影，離開醫院的急診室。

○ ◐ ●

第二天一早，老媽分別致電給我跟阿哥，告訴了我們老爸的情況。

「為什麼昨晚不打電話給我？」我問老媽。

「即使你半夜趕過來，也不能做些什麼。反正他的情況最後都穩定了，所以就沒有通知你們。」媽媽疲累地說。

「至少我可以過來陪妳。」

「這些情況我都習慣了，沒什麼好陪的。」媽媽淡淡地說。

「老爸都這個年紀了，為什麼生活還是一塌糊塗。他不照顧身體，有時候苦的不只是他自己，還有他身邊的人啊。」我為老媽抱不平。

「如果你有時間就去看看他吧。」老媽叮囑我。

「我今天下午才有課，我現在過去一趟吧，順道帶些日用品給他。妳昨天也沒睡好，在家多休息一會兒吧。」我掛斷了電話。

我到達醫院病房的時候，老爸還沒有醒來。我看他睡得很熟的樣子，沒有把他叫醒，他的臉色已經恢復了紅潤，其他的生理指標也算穩定。我走到樓下的便利商店，替他買了一些日用品，放在他的床邊便離開了。

老媽跟阿哥在午飯的時間一起到醫院探望老爸，當時老爸已經清醒了，精神出奇得好。

「老爸你覺得怎樣，有哪裡不舒服嗎？」阿哥問。

「沒有啊，什麼時候可以出院？」老爸一臉輕鬆地說。

「沒這麼快啦，醫生下午還要替你做心導管檢查，他們懷疑你的心臟血管出現了栓塞。」

「哪有這麼嚴重。不過我都不知道自己是如何被送進來的。」

「你昨晚在家突然暈倒，送進急診室的時候更曾經一度心臟停頓，你說嚴不嚴重？」老媽沒好氣地說。

「醫生說如果有需要，會替你做通波仔手術[1]，將堵塞的血管打通。」阿哥說。

1：一種微創手術，多用於冠狀動脈狹窄或阻塞。

「又要做通波仔？兩年前不是才做過了嗎？有個屁用！」老爸抱怨說。

「這不是醫生的問題，你明知道自己有三高，卻完全不忌口、不肯去改變生活習慣。」老媽忍不住說他。

「醫生還說，如果情況嚴重，就可能要開胸做搭橋手術，這樣才可以澈底根治心血管栓塞的問題。」阿哥補充道。

「神經病的！我才不要開胸，不要動什麼大手術，那都不知道要在醫院躺多久，我最討厭的就是待在醫院。」老爸堅決拒絕。

「命是你的，你自己想清楚吧。」老媽說。

「我不做啦，不要再囉嗦！為什麼只有你們兩個？」老爸突然問。

「阿輝今早有來看過你，但你還未醒來，這些日用品都是他買的。」老媽回答。

「我沒什麼，你們趕快回去吧，不要吵著我休息。」

「我過兩天再帶些湯水給你吧。」

「老爸你好好休息啦，有什麼需要就打電話給我們。」阿哥最後說。

老爸躺回床上，背向著他們，裝著要睡覺的樣子。兩人也只好離開。

這個星期，我每天下班都會回老媽的家，想要陪伴她一下。我跟老媽吃過晚飯，看見她一個人發呆似地坐在沙發上。

「老媽，妳還不去睡？」

「我煲了湯，怕你忘記去喝。」

「我不是小孩了，妳不用照顧我啦。妳照顧那個長不大的老爸就夠了。」

老媽把一碗熱湯端到桌上。「先喝湯吧。」

我在老媽的監視下，只好乖乖把湯喝光，但老媽依舊坐在客廳裡，我猜老媽其實是有話想跟我說。

「老媽，妳有事情想跟我說嗎？」

「今天下午，你老爸做了心導管檢查，醫生說他的心臟有兩條血管堵塞了八成，本來建議他開胸做搭橋手術，但他死也不肯，只肯做通波仔。」

「以老爸得過且過的性格，他哪會願意開胸。通波仔其實是不錯的選擇，創傷極小，但如果老爸不肯改變他的飲食習慣，血管很快又會再堵塞。」

「唉，我也拿他沒辦法。醫生問我們要選哪一種支架？」老媽好像有點不好意思開口問。

「錢方面妳跟阿哥不用擔心，我會處理，妳就挑最好的那款吧。其實之前兩次老爸也是用最好的，只是沒想過效果這麼不理想。」

「他總是讓人感到頭疼……你說他很壞嗎？他又不是那種完全不負責任的人，怎麼說也為家庭付出了一輩子，但他的個性真是很有問題、很難相處，一天到晚在外面惹麻煩。」老媽也感到很無奈。

「我寧願他壞得更澈底一些，這樣大家反而能簡單面對，他這種半紅不黑的臉色才最教人痛苦。」

「我也只好認命，彷彿欠了他一輩子似的。」

「妳肯定上輩子騙了他全副身家，把他折磨得夠慘了，所以妳這輩子是要來償還給他的。我倒是比較倒楣，無辜被妳拖下水。」我跟老媽說笑。

「你說會不會真的有這個可能？」老媽認真地問。

「我隨便跟妳說笑啦，找個理由替妳把這生悲慘的遭遇合理化而已。」

「但把你們拖累了，這點倒是真的。」老媽自責地說。

「妳就不要說這種話了。反正老爸的問題，只要是能用錢解決，我都覺得不算問題了，妳別擔心太多吧。」

老爸的通波仔手術順利完成，他的康復進度比預期還要理想，只是醫生為了安全起見，硬要他留院觀察幾天。正當大家以為一切安好的時候，這一天午夜，家裡的電話突然響起。這些午夜響起的鈴聲，通常都不會帶來什麼好消息，要不是誰出了急病／意外，要不就是誰惹上了麻煩，所以我們都稱這種鈴聲為「午夜凶鈴」。在過去的二、三十年裡，我們對午夜凶鈴的出現絕不陌生，而每次鈴聲的主角十居其九都是老爸，當然這一次也不例外。

「不好意思這麼晚了，我們是醫院心臟科打來的。請問妳是鍾伯的家人嗎？」女護士在電話的另一端焦急地說著。

老媽聽到是醫院的心臟科打來，心裡不禁一沉。「我是他的太太，請問是出了什麼狀況嗎？」老媽直接問。

「的確是有點狀況，但是在電話裡比較難說明，請問妳可否現在過來一趟？」女護士語帶不祥地說。

「是他的身體突然出了問題嗎？」老媽不解地追問。

「也不是，總之麻煩妳馬上趕過來可以嗎？」女護士語氣堅持地說。

我在一旁聽得十分不對勁，索性把電話搶過來了。「我是他的兒子，我只想弄清楚一點，他的身體並沒有出現任何緊急狀況，是這樣嗎？」我首先把老媽心中最大的憂慮弄明白。

「是的，這方面請你們放心。只是，他情緒突然有點激動，而且還出手打人，所以無論如何請你盡快過來一趟。」女護士說得很是為難。

我的媽啊！老爸的脾氣也夠爛的，人都進醫院了，只剩下半條命還到處惹是生非！我在心裡咒罵著。

「我明白了。我現在馬上過來，大概十五分鐘就到。」語畢我便掛上了電話。

第二章　羅生門

其實這種事情也不是第一次發生，老爸的個性本來就很偏激，加上他脾氣暴躁，很容易跟人發生爭執，出手打人、甚至是因打架被帶上警局，對家人來說也不是什麼新鮮事。自我當警察後，已經幫他「妥善處理」過這種事情不知多少次了。幸好我早已離職，要不然真的是尷尬死了。看來老爸這輩子不只是專程來向老媽討債，當中還有我的份兒。這種因果宿命論的想法，雖然聽起來有點自欺欺人，但多少也能讓人更容易接受殘酷的現實。

踏進心臟科病房的大門，剛好是午夜十二時十五分。我對正在值班的護士長表明了身分，護士長如釋重負般對我說：「鍾先生你來了真好！事情是這樣的，鍾伯半夜起床想要上廁所，當他經過對面病床時，不知何故跟對面的陳伯吵起來了。我們聽說鍾伯他出手打了陳伯一記耳光，所以陳伯向我們投訴被人毆打，並嚷著要報警處理，我們也嘗試調解，只是雙方各執一詞，誰也不肯妥協退步。我們已經通知了陳伯的家人，警察應該亦快要到了。」

「請問有人看見事發的經過嗎？」我問。

「因為當時很晚了，其他病人都已經拉上布簾在睡覺。病房夜班的工作人員本來就不夠，大家都忙著巡查儀器及配藥，所以並沒有人目擊事情的經過。」

我抬頭望向天花板上的閉路電視。「那病房裡的閉路電視沒有拍攝到當時的情況嗎？」

我繼續查問。

「他倆爭吵的位置剛好在角落，鏡頭都被病床的布簾遮住了。我們查問過鄰近的病人，他們說只聽到一些嘈雜聲，並不知道誰跟誰在吵架。坦白說，這裡的病人病情都不輕，再加上在藥物的影響下，好些病人連神智都不是很清醒。」

「那我老爸跟陳伯當時的精神狀況怎樣？他倆的情緒穩定嗎？是否服食過什麼精神藥物？」

「啊，這一點我倒沒有留意，我馬上來翻查一下他倆的醫療及藥物記錄。」護士長像是被我提醒了一樣。「他們的精神狀況良好，亦沒有出現任何藥物的副作用。」

護士長突然抬起頭以好奇的眼神看著我。「鍾先生，你是做什麼工作的？你查問得比警察更專業啊。」

「我只是十分愛看偵探小說。」我並沒有打算透露自己的前任警察身分。「我先過去看看我老爸的情況，我會盡量嘗試勸他跟陳伯和解的。」

「那就最好了，我們也不想病人因爭執而鬧上警局。」

我拉開病床的布簾，看見老爸坐在床沿上，還是一臉憤憤不平的樣子，從表面看來，他一點受傷或身體不適的跡象也沒有，應該說他看起來比我還要有精神得多。看見老爸的第一個反應，我本來是想先痛罵他一頓的，但因為要先擺平對方追究責任的問題，只得先把氣壓下來了。

「老爸剛才到底發生什麼事？你怎麼會跟人爭執起來，還動手打人。」我省下了慰問的話，直接了當地問老爸。

「不是我的問題啊！我只是走過他的床邊，他就突然用髒話罵我，說什麼應該摔死我！說我阻止地球轉！起初我都不理會他，但他卻繼續罵，我忍無可忍便跟他吵起來了。」老爸一點也不像說謊。

「陳伯為什麼會突然罵你？是你吵醒人家嗎？又或是你跟陳伯之前有過什麼過節？」我問。

「我根本不認識他，怎麼會跟他有過節。還有他根本沒睡著，何來我吵醒他啊。」老爸理直氣壯地回答。

「那你有動手打人嗎？人家說你打了他一記耳光。」我問。

「我一走過去，他就用手推開我。這種人就是欠揍的！」老爸直認不諱。

「你凶神惡煞的樣子走過去，人家當然把你推開啦。」

「反正先撩者賤，他自找的！」

我的媽啊！不管別人有多不對，先出手打人肯定就是錯的，這下子可麻煩了……幸好警察還沒有到場，我必須把握時間嘗試去跟對方和解。

「老爸，怎麼說出手打人都是不對的，人家現在說要告你毆打啊。我過去代你跟陳伯道歉，希望能夠息事寧人。你什麼也不用說，拜託你配合一下就是了。」

老爸擺出一副萬不情願的表情，但也不敢再說什麼。我認識老爸幾十年，要他認錯或跟人家道歉，那根本是不可能的事情。

這時候陳伯的兒子也氣沖沖地趕來病房，他的兒子跟我的年紀差不多，但看起來並不是什麼善男信女。護士長跟他簡單交代了事發的經過。

「老頭，這麼晚你就不要把我吵醒嘛。」陳伯兒子一開始就抱怨說。

「我也不想的，只是醫院硬要我通知家人。」陳伯無奈地說。

「對面那個死老頭真麻煩，你不用怕，我一定讓他好看。」

我決定採取主動，直接走過去向陳伯求和。

「陳伯你好，我是對面病床鍾伯的兒子，我老爸好像跟你發生了一些誤會及爭執，我真的感到十分抱歉。」

「誤會？你說得真好聽啊，實情就是你老爸毆打我阿爸。」陳伯兒子不客氣地說。

「可能我老爸剛做完通波仔手術，精神還沒有完全恢復，有點搞不清楚狀況。」

「對啊，你老爸好像撞邪似的！我好端端地躺在床上，他突然向著我這邊破口大罵，然後衝向我的床邊指手畫腳。我用手想推開他，但他力氣很大，還一手打在我的臉上。」陳伯擺出一副無奈的樣子，但他同樣也不像在說謊。

「所以你根本什麼也沒有對我老爸說過。」我確認地問。

「肯定沒有。」陳伯點頭確認。

「那你有沒有受傷或感到哪裡不適？」我想要確認陳伯的傷勢。

「我雖然沒有受傷，但卻無故被你老爸臭罵及掌摑了。」

「陳伯真對不起，我代我老爸向你道歉，希望大家可以和解了事。」

陳伯兒子的眼神極不友善，並插嘴說道：「和解？那豈不是太便宜你們了。」

「他們都是老人家，又是病人，多一事不如少一事，讓他們可以好好養病休息。」

「你的腦子進水了嗎？我阿爸被你老爸打，還害我三更半夜跑來，多少也要有些表示吧？」

「我不明白你的意思，那你想怎樣才願意和解？」

陳伯兒子做出一個數鈔票的手勢，並暗示說：「想要和解，就得看你願意付出多少誠意，否則我們一定會追究到底的。」

「算了吧，他老爸也有病，應該不是故意的。」陳伯勸說

「算什麼！我會替你出頭啦，你就不要囉嗦。」陳伯兒子給了陳伯一個凌厲的眼神。

「陳伯，你到底是想要和解還是繼續糾纏下去？」我再一次確認。

陳伯面有難色地說：「這件事，我……我還是交給兒子處理吧。」

「你就好好想清楚吧，但不要想太久啊，警察很快就會到來。」陳伯兒子露出一副狡詐的樣子。

「好，我會回去想一想。先不打擾了。」說完我轉身便走了。

我回到老爸的病床，把床沿的布簾閉合起來，以防外人看見。現在出現了兩個不同的說法，但不管誰在說謊，老爸出手掌摑對方這一點，肯定是脫不了罪的。我一定要想個辦

法，但錢我是絕對不會給那個無賴的。

「我跟陳伯他們談過了，他的兒子不肯就此罷休，說一定要告死你為止。」我故意這樣說嚇老爸。

「那……那怎麼辦？」

「如果你想沒事，從現在開始，你聽清楚我所說的每一句話。」

我走到老爸的正前方，用右手輕輕按住他的後頸。

「你先放鬆一些，不用緊張。你記住時間很重要，現在集中精神看著我的手錶。」

我伸出左手，向老爸展示手腕上的手錶。那是一隻闊面的三針機械錶，指針徐徐地轉動，而且可以隱約聽見齒輪轉動的聲音，滴答、滴答、滴答……

老爸一直盯著手錶看，神情開始變得有點呆滯。指針剛好落在十二時五十九分五十秒。

「我現在開始倒數，十、九、八、七、六、五……一。」

指針回到00的位置，我稍微轉動了一下手腕，水晶錶面把天花板上的燈光反射，剛好落在老爸的眼睛上，在他眼前泛起一陣炫白，之後他整個人癱軟地靠在我的前胸。我成功把老爸催眠了。

我彎下身，在老爸的耳朵旁邊輕聲說了「一些話」。

「當我再次按住你的後頸時，你就會記起我剛才所說的每一句話。」

接著，我打響了一下指頭。「老爸起來啦，張開眼睛，快醒過來吧。」

老爸揉一揉眼睛，像剛睡醒的樣子，感覺有點迷迷糊糊似的。

第三章　催眠

五分鐘後，一位警長帶著一位剛從學校出來的新丁[2]到來，護士長把雙方叫到病房的走廊去。我看見警長，先是一愣，隨即禮貌地向他點了點頭。

「請問你們哪一位報案的？」警長首先開口說話。

「是我們報案的，因為我爸在醫院被人毆打。」陳伯兒子搶先說道。

陳伯把案情從頭到尾說一遍。之後，老爸也把我替他重新整理過的版本說出，我並沒有要他說謊，只是技巧地把重點搬移了一些。

「護士長，請問有沒有人看見事發經過？病房的閉路電視有拍到嗎？」警長問。

2：剛從警校畢業的新人，類似臺灣的菜鳥。

「我都問過了，並沒有人看見，鏡頭也拍不到當時情況。」

「即是沒有獨立的第三方證人，一對一的互相指控。」警長想了一想。「你們雙方之前認識嗎？有沒有結怨或過節？」

雙方均搖頭表示沒有。

「陳伯，你有沒有因此而受傷？」警長問。

「沒有。」陳伯如實回答。

「坦白說，老人家爭執吵架是很平常的事，特別是在醫院這種地方，進來的都是病患，心情自然差劣。如果雙方都沒有受傷或損失，是否考慮大事化小、和解了事？沒必要為了些小誤會而鬧上警局。」警長試探地問。

「我們願意和解，互不追究。」我釋出善意說。

陳伯兒子也不再裝了，直接要求說：「就這樣和解了事，我們不是很虧本嗎？至少也要給我們一點賠償。」

「如果你想勒索我，我一定不會接受。」我不客氣地說。

陳伯兒子馬上變臉。「你不要亂說啊！不要以為我不懂法律，我指的只是合理賠償，你可以不願意給，我也可以不願意和解。」

「我一分錢也不會給你的。」我斬釘截鐵地說。

陳伯兒子鐵青著臉說。「我一定要告死你們，你們就等坐牢吧！」

警長看見氣氛僵持住了，馬上插嘴說：「大家冷靜些，凡事好商量。」

「不用多廢話了，我們堅持要追究！」陳伯兒子恃勢凌人。

「那我就只好公事公辦。雙方還有沒有什麼要補充？」警長最後問。

「我們這邊沒有了。趕快拘捕他們吧。」陳伯兒子搶先回答。

「但我們這邊有。」然後，我不經意地從後按了老爸的後頸一下。我繼續說：「如果要拘捕我老爸，我也要追究陳伯，因他跟我爸在爭執期間，曾經用力推了我爸的胸膛一下，這個陳伯剛才也承認了。」

「我……是有推他，但我只是自衛。」陳伯說。

警長面有難色說：「那我只好把陳伯也一併拘捕，我不能決定這是否屬於自衛，要等法官去裁定。」

「還有，我要求替我老爸驗傷，因我剛才發現他胸口紅了一小塊，而且他表示感到胸口不適，我懷疑他因此而受傷。」我補充說，並向警長展示老爸受傷的位置。

「為公平起見，我會分開處理兩個投訴。」警長說。

警長的話音未落，老爸臉色便開始轉差，並露出一副辛苦的表情，他用手按住自己的胸口，大口大口地呼吸，感覺像快要暈倒似的。眾人一陣驚訝，護士長見狀更馬上攙扶老爸到附近的空病床坐下，並替他檢查血壓、脈搏及血氧等維生指數。

「老爸，你哪裡不舒服？」我緊張地問。

「我覺得呼吸有些困難，頭暈及胸口鬱悶，而且手、腳及嘴巴也有些麻。」老爸喘著氣說。

「鍾伯，你的呼吸和心跳都過快，而且血壓在下降，如果加上你所說的症狀，很可能是心血管出現了問題。」護士長緊張地說。「我馬上通知值班醫生。」

「你們不用做戲，少來這一套！」陳伯兒子在旁叫囂。

「陳先生，請你立刻出去，不要再刺激我老爸。」我不客氣地說。

「病可以裝，但血壓心跳是裝不了的，現在我們首先要治理病人。」護士長也幫腔說。

「你當我是傻子嗎？我才不會相信！」陳伯兒子還是不肯罷休。

「啊陳先生，請你冷靜一點，如果你阻礙醫護人員進行救援，我會首先把你拘捕。」警長發出嚴厲警告。

警察先將二人帶離現場，陳伯兒子顯得憤憤不平，但陳伯卻一臉驚慌。值班醫生很快便趕到，並第一時間替老爸進行心電圖檢查。

值班醫生皺一皺眉。「病人的情況有點奇怪，雖然臨床徵狀疑似急性心肌梗塞，但心電圖卻沒有異常。為安全起見，我建議替病人做一個心臟電腦斷層掃描。」

「好的，我馬上去安排。」護士長說。

護士長準備好輪椅，小心翼翼地把老爸移到輪椅上。

「護士長，你們人手不夠，我可以幫忙推我老爸到電腦掃描室。」我提議道。

「那就麻煩你了。電腦掃描室的位置就在新翼二樓走廊的尾段。」

「我知道，就是在藥房上面。之前，我也曾待在這所醫院一段長時間。」我解釋說。

我推著老爸走出病房，看見陳伯他們跟警察在電梯大廳。我稍微停下腳步，轉身說：「警長先生，我想重申我的立場，如果對方願意和解，我可以接受，但如果對方堅持追究，我也奉陪到底。」

「清楚，明白。」警長回應。

「我和解！我和解！」陳伯焦急地表示。「兒子，就不要再搞下去了！」

「算啦、算啦！害我白跑一趟，我先回去了！」說完，陳伯兒子像是心中有鬼似地急忙離去。

「既然這樣，那就大事化小，小事化無，大家早點回去休息吧。」警長最後說。

我推老爸進電梯，並按下二樓的按鈕，電梯門隨即關上，徐徐下降。我站在老爸的身後，用右手輕輕按住他的後頸。

「老爸，放鬆一點，這裡很安全，你可以慢慢呼吸，慢慢地正常呼吸。你看看電梯的顯示燈箱，集中精神看著電梯的燈號，十、九、八、七、六、五……」

然後，電梯到達二樓，並發出「叮」一聲的巨響。

「老爸醒過來啦，快醒過來，我們到了。」

老爸的眼睛像突然亮起來，他倒吸了一大口氣，然後呼吸恢復了順暢。他的臉色從蒼白慢慢變回紅潤，心跳及血壓也回到正常水平。電腦斷層掃描的結果亦顯示老爸的心臟一切正常。

我把老爸送回病房，臨離開前對他說：「拜託，你這幾天就給我好好待著，不要再惹事，不是每一次都這麼僥倖的。」

老爸本來想開口說些什麼，但我沒有等他回話，便轉身離開了。當走到近醫院大門的一個半開放式咖啡廳時，我看見警長跟新丁坐在其中的一張空桌子上，當時咖啡廳已關燈打烊，除了他們裡面並沒有別人。我跨過圍封在外邊的繩子，坐在警長的對面。

「鍾 Sir，很久不見了。」警長先開口說。

「鍾……Sir？」新丁顯得一臉愕然。

「鍾 Sir 之前是我們小隊的指揮官，那時候你應該還在學校念書。」

「啊，Sorry Sir！」新丁連忙說。

「我都已經離開警隊好幾年，不再是什麼阿 Sir 了。」

「新仔，你先上警車等我，我跟鍾 Sir 談一下便過來。」警長吩咐新丁。

「阿張，不好意思，剛才的事給你添麻煩了。」我說。

「我什麼忙也沒幫上啊，都只是在公事公辦。還有我一看就知道，剛才那個小混混不過是想要敲詐金錢，可惜他惹錯人了，被你完美地技術性擊倒。」警長回應。

「怎麼說我老爸動手打人都是不對。他就是一天到晚在外惹麻煩，我已經不知多少次替他收拾殘局。」我無奈地說。

「但你阿爸身體沒大礙吧？坦白說，我完全搞不懂你阿爸剛才是否真的心臟出現問題，時間上未免有點太巧合了吧，但他的症狀卻又不是能隨便裝出來的。」

「他並沒有裝病，那些症狀全是真的，只是他根本沒有病發。」

「我越聽越糊塗，那到底是怎麼一回事啊？」警長追問。

「你知道什麼是過度換氣嗎？」我反問。

警長回想自己在急救課上學過的東西。「好像是當人過度驚慌時，呼吸會變得過於短促，令過多的二氧化碳被排出體外，讓人誤以為自己正處於缺氧的狀態。如果患者越緊張，症狀就惡化得越快，形成一個惡性循環。」

「說得沒錯。過度換氣會造成低二氧化碳血症，約一分鐘左右，患者就會開始出現症狀，包括四肢肌肉僵硬、麻痺，還會伴有頭暈、心口痛、心跳加快、臉色蒼白、手腳冰冷等現象。但只要患者能放鬆情緒，放慢呼吸，通常於幾分鐘內，身體就可以恢復正常。」

我解釋說。

警長恍然大悟似的。「所以你老爸當時根本不是心臟有問題，而是因為過度換氣。但你是如何令他變成那樣的？」

「其實在你們來之前，我已經把老爸催眠了，只等待在合適的時候，給予他一個暗示，令他相信自己正被一個布袋包裹著頭，必須拚命呼吸，才能獲得足夠空氣。所以過度換氣只不過是催眠的效果。」

「怪不得你老爸一點也不像是在裝病。果然高手在民間啊！」警長一副佩服的樣子。

我嘆一口氣說：「有時候我真的感到很為難，我真不想利用自己的專業幹這種事，但為了幫老爸，我好像沒有太多的選擇。」

「通常最讓我們頭痛的就是家人，這也算是人生的無奈。既然事情都已告一段落，就不要想太多了。而且當警察越久，我越明白世界主要是由沒有被法律明文規定之灰色地帶所構成，真正的黑白分明可謂少之又少。」警長也慨嘆說。

「這點倒是真的。」

「鍾 Sir，我先回警局了。你也趕快回去休息吧。」

「好的，謝謝你。」我跟警長告別。

之後，我在走廊的咖啡自動販賣機買了一杯黑咖啡，在空蕩蕩的咖啡廳裡一個人坐著。我喝一口咖啡，對著前面的空座位說話。

「為什麼我們的身分總是調換了似的，我像一個老爸，而你則是一個不長進的兒子。我也渴望自己每次闖禍後，都有人來幫忙善後，都有人來保護我，我很想體驗那到底是怎樣的滋味。只是從小到大，我都沒有這種機會。」

我再喝一口咖啡。「你知道嗎，因為我身上遺傳了你的基因，所以一直以來我最害怕的，就是只要我稍有不慎，便會變成另一個你。」

我隔著玻璃看著外面的天空，天空的漆黑慢慢褪去，一直到天色泛白我才離開。

第四章 盲點

之後我都沒有到醫院看老爸，只是從媽媽口中聽說，老爸的康復情況十分良好，而且他也沒有再惹事。事情總算告一段落，我們一家誰也沒再談及此事。在老爸離開醫院後的一個月，我們家度過了一段難得的平靜時間，而我也回到了原來的安逸生活。

今天的天氣出奇得好，我在酒店四樓的露天花園咖啡室，一邊享受著午後的陽光，一邊漫無目的地想要寫點什麼。當寫滿一張原稿紙後，看了一看，總感覺哪裡不對勁似的，索性將原稿紙搓成一團，隨意地往地上丟了，丟得滿地一球一球的，那感覺就像是一個靈感被掏空的窮作家。我放下了筆桿，稍作休息，喝一口還暖的黑咖啡。此時，一名年約五十多的中年男人在我身旁來回走過，他像是迷失了方向，我猜他是想要到洗手間。

「先生，你想要到哪裡？你在找洗手間嗎？」我問。

「對啊，這個花園真像個迷宮，我兜了一圈竟又回到這裡來。」中年男人不好意思地回答。

「你從前面這個門口出去，一直走就會看見一條長走廊在你的左邊，你沿著長廊走到盡頭，之後轉右再走到玻璃門，推門出去後就會看見洗手間在你的左邊。」我盡量清晰地給予指示。

只是，中年男人聽完後臉上顯得更迷茫，他嘗試在口中喃喃地複述一遍，結果還是沒有搞懂洗手間到底在哪。

「或者你可以想像軍人的步操口號：開步向前走！Left！Right！Left！，你跟著口號自然可以找到。」

中年男人想了一想。「那真的就簡單很多了！謝謝。」

之後，我繼續埋頭寫作。突然有一位年輕女生走過來，她在我身旁蹲下把丟在地上的紙團拾起來。我以為是咖啡室的女侍應，連忙說：「不好意思，等下我會自己清理的。」

那女生站起來，打開其中一個紙團，清一清喉嚨朗讀起紙上的內容。「由小到大，我都覺得老爸的人生是一無是處、毫無意義的，我不想說他是一個加害者，但他的存在確實替很多人帶來煩惱。」

我抬頭一看，原來女生不是侍應，而是大學裡的一位臨床心理學家 Jaime，她很久之前也有上過我的課，所以我們算是亦師亦友。

「Dr. Bell！好一陣子沒有在大學看到你，原來你躲在這裡。」Jaime 打招呼說。

「這麼巧啊，我通常都是在這裡寫作的。」我說。

Jaime 指著我身旁的一隻白色猩猩公仔，興奮地說。「你旁邊的一定是傳聞中的叻仔[3]了！嗨，叻仔你好！」Jaime 伸手跟叻仔握手。

「今天的天氣很好，我專程帶他出來陪我寫作的。」

「他也太帥、太可愛了吧！」

「他比我受歡迎多了，在臉書上還有很多粉絲。」

「大家都知道叻仔一直陪著你寫書的。」Jaime 看看四周的環境。「這個露天咖啡室真的很舒服，的確是個寫作的好地方，而且從你的位置望出去，可以看到對面的尖頂小教堂，有點像港大本部大樓旁邊的小鐘樓。」

「是啊，感覺真的有點像。」

「每年六、七月的時候，畢業生都會擠在那裡拍畢業照，是個很讓人懷念的場景。」

「我也曾在那裡拍過畢業照，但已經是二十年前的事了。」

Jaime 像突然想起什麼似的，把剛才拾起來的紙團撫平，不好意思地放回桌上。「對不起，沒有問過你便私自看了你寫的東西，實在不太禮貌。」

「沒關係，我只是在亂寫一通而已，而且原稿紙是我自己丟落在地的。」

「你在寫關於什麼的東西？」Jaime 好奇地問。

「有沒有聽過卡普曼戲劇三角？」我問。

「好歹我也是個心理治療師吧。我知道那是一個『拯救者－受害者－加害者』的三角關係理論，專門用來解釋社會上各種人際衝突與紛爭的形成。在任何的人際互動裡，我們都可以找到這三個角色，他們會在不同的位置上互相交換、互相攻擊，甚至是互相傷害，形成一種惡性循環的病態互動，最終令每一個人都變成受害者。」

「解釋果然專業。」我誇獎她說。

「但在你所寫的卡普曼三角關係中，你的父親好像是主角啊。」

「其實這種病態關係，小時候在我家幾乎每日都在上演，即使到現在，我老爸亦沒有多大的改變。舉個例子，老爸拚命工作賺錢養家，就像是我們的拯救者，但他常因工作關係

3：粵拼音 lek˥ zai，叻在粵語中表示聰明的意思，叻仔意為聰明醒目的男孩。

而亂發脾氣，我們就立刻淪為受害者，而他則成了加害者。我們為求自保，只好聯手對抗他，他因此而感到很委屈、很不開心，把我們當成是加害者，自己才是真正的受害者。」我感慨地說。

「你既然也是心理治療師，為什麼不嘗試改變你老爸？」

「正因為我是心理治療師，我更加明白一個真理，就是改變自己是神，改變別人是神經病。」

「照你這麼說我們這一行應該很快就倒了。」

「我指的只是我老爸啦，他不是一般的地球人。既然改變不了老爸，那我唯有選擇不參與這場鬧劇，盡量與他保持距離，希望能把他對我的影響減至最低。」

「以抽離的方式來處理家人關係，你不覺得太消極嗎？一點也不像你的作風啊。」

「我是消極地接受、積極地面對。雖然我不喜歡我老爸，但也沒有把他當成仇人，我只是不想跟他靠得太近。」

「聽起來，你們的關係真的有點複雜，也許是家家有本難念的經吧。相反地，我的家庭很簡單，我跟爹地媽咪的關係十分親密，有時甚至是親密得令人透不過氣。」Jaime 伸一伸舌頭。

「妳晒出來的幸福好像比外頭的太陽還要猛烈啊。」

此時，剛才問路的那位中年男人又走回來了，但這一次，他好像又忘記自己原來的座位。我用手指輕輕提示他座位的方向，他點頭以示謝意。Jaime 好奇地轉頭望過去，竟發現那人是他的父親。

「爹地！」Jaime 向著中年男人揮手。

「那位是妳爸嗎？」我有點愕然。

「對啊，他跟媽咪碰巧來這裡喝下午茶，我是專程來接他們的。我先過去跟他們會合，下次再跟你聊你那位不是地球人的爸爸。」Jaime 笑著跟我告別。

Jaime 牽著她爸的手，活像一個小情人般把他帶回到媽媽那裡。三人一坐下便有說有笑，氣氛十分融洽，一看就是一個幸福家庭。

之後，我起身上洗手間。正當我要打開水龍頭時，突然看到一隻勞力士機械腕錶在洗手盆旁，綠色的水晶錶面十分醒目搶眼。我隱約記得，那是剛才問路的中年男人所佩戴的。我在回去的長走廊上，看見 Jaime 一家正在等候乘搭電梯離開，電梯門打開，我及時把 Jaime 叫住了。

「Jaime！等一等！」

Jaime 回過頭，看見是我，連忙跟她爸媽說：「爹地媽咪，你們先下樓等我，我跟朋友說兩句。」

我從口袋裡拿出撿到的勞力士手錶。「這隻手錶應該是你爸的吧？」

Jaime 一臉驚訝地說：「對啊！這隻限量版手錶是我送給爹地的生日禮物，花了我差不多一個月的薪水。怎會在你那裡？」

「我剛才在洗手間的洗手盆旁邊撿到，我猜應該是妳爸爸不小心遺留下的。」我如實說。

「他也太大意了吧！我花了差不多一個月的薪水送給他的。我一定要好好教訓他一頓。」

「我想問，妳爸最近是否時常忘記東西？例如剛剛對他說過的話或做過的事情，他很快便遺忘，有時候甚至好像完全沒有印象似的？」

「他的記憶力確實比以前差了很多，可能是因為他最近工作壓力比較大，而且他年紀也不小了。」Jaime 回想她爸爸的情況。

「隨年紀老化，記憶力衰退是很自然的現象，但如果提醒過後，他依然記不起來，那問題就不只是記憶力退減這麼簡單了。」

「你到底想說什麼？你不妨坦白跟我說。」

「在妳到來之前，妳父親曾經問過我洗手間的位置，我發現他對於空間結構及方向感都有明顯的認知困難，再加上他又把這麼貴重的手錶遺留在洗手間，我懷疑他可能有認知功能上的障礙。」

「即是說，你懷疑我爹地可能有早期的老人痴呆或失智症症狀嗎？」Jaime 顯得一臉不安。

「這只是我初步的觀察，也可能是我多心而已，希望妳不要介意。」

「怎麼會呢。經你這麼一提，我反而想起爹地最近有許多不妥當的地方。我真的太大意了，怎麼連一點也沒有察覺到呢！剛才我還好意思說自己是個專業的心理治療師。」

我安慰她說：「**很多時候關係越是親密，我們就越以為自己什麼都知，對對方越了解，反而越粗心大意。其實這才是親密關係常見的偏見與盲點。**」

「多謝你提醒我，我會盡快帶爹地去做詳細的認知能力檢測，希望他千萬不要患上失智症。」Jaime 像禱告似地說。

我勸她先不要胡思亂想，等有結果出來再作打算。她稍微調整一下自己的情緒，收起擔憂的表情，進電梯下樓去了。我回到自己的座位，點了續杯的黑咖啡。當我想到 Jaime 及她的父親，我感到有點莫名的難過，我不清楚那份感觸是來自她跟她父親的親密，還是我與自己父親的疏離，又或許是對她父親可能患上失智症這件事的擔憂。

我燃點起一根雪茄，望著叻仔說：「叻仔，你想要一根嗎？」從叻仔的表情中，我知道他對我抽雪茄有點意見。「不要嗎？我知道吸菸危害健康，只是隨便抽兩口而已，你就不要活像一個小管家嘛。」

我深深地再吸一口，然後吐出一團濃濃的白煙，把眼前的叻仔也遮蔽住了。「叻仔，如果有一天我患上失智症，你猜我會不會把你忘了？」我問叻仔。

一陣風吹來，把白煙吹散，叻仔的笑臉再次出現在我的面前。「如果我連你都記不起，我應該把自己也忘了。那時候，到底是你會對我感到很陌生，還是我會覺得你很陌生？」我繼續問。

叻仔像在思考，沒有回答。

第五章
消失的牛奶

相比起進醫院之前，老爸好像忽然間變得安靜了許多，不只是不太說話，就連外出活動也減少了。老媽不知道他的安靜是源於身體還沒有完全恢復，還是因為醫院的那件事，令他耿耿於懷，所以顯得有些悶悶不樂。老爸除了心不在焉外，反應也變得緩慢，有時候更會出現健忘的情況。但怎麼說老爸也快踏入七十歲了，經歷了一次又一次的心臟病，身體快速衰退只是遲早的事。

真正不對勁的事情，其實是發生在老爸出院後的第三個月裡。那一天黃昏，老爸到家附近的超級市場幫老媽買牛奶，他在裡頭逛了好幾個圈，突然忘記了自己想要買些什麼，便放棄地離開了。在經過超級市場的大門時，防盜警鈴突然響起，他被保安員攔了下來，保安員要求檢視他的隨身袋子，因為懷疑他拿了店裡的東西卻沒有付錢。老爸聽得一頭霧水，覺得自己被冤枉了，感到十分生氣，便跟保安員吵起來。經理表示如果他不肯配合，就只好報警求助，最後老爸萬般不願意地讓保安員搜查了袋子。保安員逐一翻出袋裡的東西，結果真的找到一盒還沒有付錢的牛奶。

老爸先是呆了半晌，然後腦袋像突然被什麼敲醒了似的，他記起來了！他本來就是想要買牛奶的！只是在他的印象中，自己明明還沒有拿牛奶，牛奶又怎會跑進袋子去的？一時間老爸的腦海裡揚起了十萬個為什麼，他根本不懂如何去跟經理及保安員解釋。他只能不斷否認自己有盜竊，情緒變得異常激動，呼吸也急促起來了，像快要暈倒似的。經理見狀也不敢再刺激老爸，馬上報警及召喚救護車。同一時間，經理在搜查老爸的袋子時找到了一張我的舊名片，名片上寫著我從前的警務職銜及聯絡電話。

我接到通知後，第一時間趕到超級市場，並在保安室裡找到老爸，老爸看起來一臉蒼白，目光帶點呆滯、又帶點害怕，救護員替他做了簡單的檢查，確定他的身體暫無大礙，只是心跳有點不規律，我叫老爸先坐下來休息。同時間警察亦已經到場了，來的警察剛好就是上次在醫院裡碰見的新丁。

「鍾⋯⋯鍾 Sir。」警察有點尷尬地說。

「沒想到我們這麼快又見面，只是每次見面的場景好像都不太合適。」我苦笑說。

「這一次情況比較麻煩，你老爸拿了一盒牛奶，被保安員發現沒有付錢，可以說是人證物證俱在。」警察簡單地向我陳述了當時的情況。

我聽完後心裡大感不妙。以老爸的這種情況，可以說是人贓俱獲，能夠脫罪的可能性微乎其微。以我的經驗及過往的案例，哪怕你是達官貴人，能聘請多有名的辯護律師，店鋪盜竊這罪名肯定是脫不了的。但我不明白，老爸怎會跑去偷東西的？在我的認知裡，他不大可能會幹這種事，從前即使再窮，他也不曾有這樣的貪念，更何況現在家裡的環境根本就不缺錢，他更沒必要這樣做啊。

「可否給我一點時間，我只是想確認一些事情。」我問。

「沒問題。如果有需要幫忙的地方，你大可跟我說。」警察客氣地回答。

我檢查了老爸的袋子，發現有一罐油漆及小油掃，裡面還有五金店的收據，證明他買東西是有付款的。我再查看老爸的錢包，發現裡頭有好幾百元，所以他根本不缺金錢。

「老爸，你為何拿了牛奶卻沒有付錢？」我不解地問。

「我本來是想要買牛奶的，但中途突然忘記了自己要買什麼，所以便離開了。我根本不知道為何袋子裡會有一盒牛奶。」老爸一臉無辜地說。

我感到老爸的回答有點不對勁，轉向保安查問。「請問你有看見我老爸拿走牛奶嗎？他的行為表現是否有異常？」

「之前我在店裡的飲品部巡查貨，看見你老爸在飲品櫃前不斷地來來回回，表現得怪怪的，好像想要找什麼，又呆在那裡好一段時間。他離開後，我發現貨架上少了一盒牛奶，我想應該是他拿走了，但他卻直接越過收銀檯，沒有停下來付款，於是我便跟上去並把他攔住了。」保安回答。

我要求到飲品櫃查看，那裡的飲品排得整整齊齊，像是剛剛補充過一樣。保安員指著其中的一個貨架說：「就是這個牌子的牛奶，只有最前排的一盒被人拿走了，而且跟在你爸袋子裡找到的屬同一個牌子。」

「沒錯，這確實是老爸經常買回家的一款牛奶。」

我在檢查貨架旁邊放著的幾款牛奶時，像忽然想到什麼似的。我抬頭看看四周，發現不遠處裝有一個閉路電視鏡頭，應該可以拍攝到當時的景像。

「可否再帶我去查看一下閉路電視的錄像？」我向保安員提出額外要求。

保安員瞄了經理一眼，經理點了點頭表示同意。「那請跟我回保安室吧。」

在翻看閉路電視的過程，我記下了老爸的每個細微動作，與他在不同位置的停留時間。

我拿著筆記，在腦海裡快速模擬了當時的情景，以及老爸的行為與心理狀態。他這樣做的目的到底是為了什麼？突然間，我有一個重大發現。

「我想向大家證明一件事，就是我老爸根本沒有盜竊的意圖。大家可否跟我到飲品貨架，我想以心理戲劇[4]的形式重組當時的事發經過。」我提議說。

於是，眾人折返現場，我開始模仿老爸的行為，在飲品櫃前不斷地來回走動。

「老爸首先拿起A牌子牛奶，因為這個牌子的牛奶通常是最便宜的。老爸的個性十分節儉，他從來只會買打折或特價的東西，要是遇上了幾款不同的牌子，他亦只會挑選價格最便宜的一款。就拿牛奶來作例子，老爸不會理會牛奶的產地或營養成分，甚至食用期限他都不太在意，他唯一關心的就只有價格。」我解釋說。

「沒錯，A牌子牛奶通常都是店裡最便宜的。」經理回應。

「之後，他看到旁邊B牌的牛奶在做買一送一優惠，他不自覺地把手上的A牌子牛奶放進袋子，隨即拿起兩盒B牌子牛奶。他在這個位置停頓了三十秒左右的時間，其實就是在計算價錢。」

4：Psychodrama，精神病學家Moreno於一九二一年提出的一種心理治療方式，藉由演出與體驗，幫助患者抒發情緒、釐清思緒。

我繼續模仿老爸的動作。「跟著，他發現C牌子牛奶也在做限時優惠，打六折，他下意識地放下了一盒B牌子奶，並改為拿起一盒C牌子奶。他在這個位置同樣停頓了三十秒時間，也是在計算價錢。而他雙手不停地高高低低舉起，左看右看，他的行為反映出他在比較兩者的價錢，看哪一款更為划算。」

「最後，他看見最右端的D牌子牛奶，假如買兩盒只需多付一元，就可以多送一盒。他把手上的兩盒牛奶都放下，走過去再拿起三盒D牌子牛奶，這一次他停在最右端的位置足足有一分鐘，因為這個運算比之前的更為複雜。當他算好以後，他已經忘記了B跟C牌子牛奶到底是多少，所以他又走回翻查價錢。如是者，他重複了上述的動作三遍。」

「我不明白，他明明已經完成了比價，但為何還要重複上述的動作三遍？」警察問。

「這個就是重點。我推斷他這樣做，是因為他大腦的認知功能出現了嚴重問題。他運算的速度已經比平常人慢，而且同一時間還要記下大量的數據資料，結果令大腦超出負荷，就像電腦突然當機了。他發呆似地站在這裡足足有三分鐘，目光全無焦點，好像不知道自己身在何處，更遑論自己到底要買什麼。」我結論說。

「他的大腦為何會突然當機？一般人應該不會這樣的。」警察追問。

「這個我也不太清楚，我懷疑是跟他三個月前的心臟病發有關。」我猜想說。

「你肯定他沒有意圖買A牌子牛奶？」警察再次向我確認。

「這個我還滿肯定的，因為A牌子牛奶並沒有做特價，變成是當中最貴的一款，老爸是打死都不會選的。」我肯定地說。「如果要構成盜竊罪，必須要證明一個人有盜竊行為再加上盜竊的意圖，但以他當時的心智及認知能力，根本不足以構成犯罪的意圖。」

「即使你是認知心理學博士，這都只屬你個人的推測，再加上你倆的關係，我們很難因此斷定你老爸是無辜的。」警察如實地說。

「我同意。如果要幫我老爸洗脫嫌疑，最好的方法是送他到醫院，找醫生幫他做一個詳細的腦功能檢查，等有結果後才判斷他是否有犯下盜竊罪行。」我說。

「如果報案人同意，我們可把案件暫列作求警協助案處理，先將一切記錄在案，並保存所有的證據，留待醫院的檢查報告出來後再做進一步處置。」警察回應。

經理面有難色地說：「雖然公司守則並沒有清楚列明，但這做法好像不太符合公司做事的一貫作風。」

「我想重申一點，即使眼前這個人不是我老爸，我也會作出同樣的專業建議。每一個人固然都要為自己的行為負責，但如果是因為疾病或認知能力有限，那這個人需要的，應該是接受治療而不是懲罰，因為他是一個病人，而不是一個犯人。」

經理最後點頭同意說：「你的話很有道理，我同意這個做法。」

「感謝你們的體諒及幫忙。」我也鬆一口氣說。

第六章
平行時空

老爸因為超市的事情受了點刺激，他的心律變得不太穩定，所以被安排留院做進一步檢查。同時間，我向醫生說明了他在超市時的突然失憶情況。

「你不用太擔心，我們會替你爸做一個完整的臨床失智症評估，測試他的記憶力、病識感、執行功能、語言表達能力等等各方面的狀況。之後，我們還會替他進行電腦斷層及核磁共振檢查，以判斷腦部神經細胞是否有受損。等結果出來後，我們可再做討論。」醫生說。

回到家後，我把老爸的情況告訴了老媽，老媽的第一個反應竟然不是擔憂。

「我只是叫他去買個牛奶，他怎麼又闖禍了！這次麻煩可真不小啊。」老媽生氣說。

「老媽，這一次跟之前的不一樣，我懷疑老爸的身體可能出了些狀況。」我不想隱瞞老媽。

「什麼狀況？他的心臟又出問題了嗎？」老媽問。

「不是心臟，可能是腦袋，但他的情況有些複雜，比較難說明。我想先問妳一些他的近況，自從他離開醫院後，他的記憶力是否有出現明顯的衰退？」

「他的記憶力確實是差了很多，常常會忘東忘西，有時候甚至連剛剛說過的話、做過的事，也好像完全沒有印象似的。」

「有沒有什麼實際的例子？」

「有一天，我突然發現他開始在月曆上記事，他會寫下自己每天要做的事，以防有錯失或遺漏。但我覺得這是很多老人家會做的事，所以我都不以為意。」老媽說。

我仔細檢查牆上的掛曆，發現老爸在上面記錄的東西，隨時間變得越來越多，寫得密密麻麻的。他更在月曆的角落裡抄下了家中每個人的電話號碼，當月歷撕掉後，他又在新的一頁重新寫上。我懷疑老爸可能已經隱約感到自己的記憶有些不對勁，才會以寫月曆的方式來提醒自己。

「老媽妳再想一下，老爸是否有出現一些奇怪的健忘行為？」我再追問。

老媽在腦海裡快速地回想，她想到了另一件事。「曾經有兩三次，他在出門後，就不停在想門鎖好了沒有？因為放心不下，他還是回去檢查了門鎖，然後再出門，但沒走多遠，他又開始擔心到底門有沒有鎖好，他明明都已經檢查過了，卻還是不能確定似的。但你知道他本就多疑，所以我沒有理會他。」

「這種明明確認過的事，卻還是不能確定，應該不只是普通的遺忘，也不是一般的記憶力衰退及老化。」我分析說。

「那到底是什麼？」老媽顯得有點緊張。

「我們還是先不要胡亂猜測，等老爸的檢查結果出來後再說吧。」我不想嚇到老媽。

聽完老媽的話，我的心不禁一沉，因老爸這些臨床症狀，跟我所推斷的東西，可以說是完全吻合。三天後，老爸的檢查報告終於出來了。

「你老爸證實患上了阿茲海默症與血管失智症並存的混合類型失智症。」醫生跟我確認說。

「他的病情怎樣？腦部的受損程度嚴重嗎？」我擔心地問。

「他的腦細胞出現了退化病變，一些異常物質在腦部開始積聚形成斑塊。他之前好幾次心臟病發，有可能導致腦部重複缺血性輕微中風，因而加速了失智症的突然到來。他認知功能的衰退程度遠高於正常老化，特別是記憶力、語言能力、及判斷力都出現明顯倒退，而且他的情緒也因而變得容易暴躁及低落。」醫生概括地報告了老爸的情況。

作為一個認知心理學家，我清楚知道失智症的可怕，這是一個無法根治亦不可能逆轉的疾病，老爸的認知功能將隨時間一點一滴地喪失，就連自理的能力也將逐漸失去，這對他及家人來說都是一場漫長的惡夢。

我沉默了一會。

醫生繼續說：「由於他的失智症來得十分突然，現在情況還沒有完全穩定下來，但我們推算，他的失智症應只屬輕至中度。我知道你也是這方面的專家，但有一件事可能你也會想知道的。」

「是關於什麼的？」我一臉狐疑地問。

「你還記得上次發生在醫院的襲擊事件嗎？我翻查過醫院的舊記錄，其實你老爸很可能在上次住院的時候，就已經出現了失智的症狀。」

對於那次的襲擊事件，我一直有些想不通的地方，老爸跟陳伯兩人的說法，分別聽起來都像是在說真話，但當把兩個說法拼在一起，卻又不可能同時存在。這種情況就像是心理學上所說的悖論思維，是指一種自相矛盾、模稜兩可，卻又能自圓其說的命題結果。在邏輯推理上，你無法作出肯定或否定，既是正確也非正確的結論。

舉個例子說明，「我是一個說謊者」這句話就是一種悖論，因如果我是一個說謊者，那我所說的話都是謊言，這句話根本不可信，亦間接說明了我不是一個說謊者。但是，如果我不是說謊者，那我所說的話都是真的，卻又等同承認了我其實是個說謊者。

被醫生這樣一說，我忽然如夢初醒似的。「或許他們誰也沒有說謊，只是彼此當時都活在不同的時空裡頭。」

「對，就像是一種時空錯亂現象，這是有可能出現在失智者的認知世界裡的。」醫生回應。

「老爸當時很有可能回到了自己過去的某個時間點。」我補充說。

醫生一邊翻查厚厚的記錄一邊說，「據我們調查所知，你爸曾在年輕時遇過一場工業意外，當時他從三層樓高的貨櫃直摔到地面，腰椎神經及雙腿受了嚴重創傷，在醫院休養了差不多三個月的時間。」

「那好像已經是三十年前的事，當時我只是個幾歲的小孩，對此事並沒有什麼記憶，家人亦很少提及此事。」我說。

「我們有跟你媽媽確認過你爸當時的住院情況。那時候他因傷患關係，令行動變得極為不便，加上他的脾氣本身就比較暴躁，所以常跟病房的病人發生爭執，亦有因此而破壞醫院東西及傷人的記錄。」醫生一邊說一邊查看老舊的醫療記錄。

如果真的是這樣，那就一切都說得通了。「老爸那夜起來時，很有可能他的時空辨認能力出現了錯亂，無法掌握自己所處的時空世界。他的大腦回到了過去曾與病人發生爭執的情境記憶，再次『聽到』別人對他的指罵：『捽死你這個臭傢伙』。他的情緒變得如此激動，是因為他以為這一切都是真的，所以他並沒有說謊。」我替醫生補充說明。

「我也是這樣推測，這看似是唯一的合理解釋。」醫生說。

也許，我真的錯怪了老爸，當時的他很可能已經陷入一種連自己都不自知的混亂狀態。雖然我是一名專業的認知心理學家，但卻被自己對老爸的偏見與情緒蒙蔽了眼睛。坦白說，我早已判定老爸是個不負責任的壞人，只會到處闖禍，為家人帶來煩惱，而我當時並沒有想去釐清事情的真相，一心只想盡快解決事情，根本沒關心過老爸的精神是否出現了異樣。直至出現超市的盜竊事件，我才認真去思考及關心老爸的身體狀況。這才是親密關係中真正的偏見與盲點。

雖然我為老爸洗脫了盜竊的意圖，但得知老爸患上失智症，我的心情變得有些複雜，因為過了今天，我們未來還有更多艱難的明天要堅強面對。

我決定如實把老爸患病的消息告知老媽，但在這之前，我先去了電影院，那裡剛好有一齣講述失智症的電影在上演，名字叫《我想念我自己》（*Still Alice*）。電影主要是從失智症患者的視角看待病患者及其家人生活的轉變，呈現了失智者初期、中期及末期的生活狀態及種種掙扎。

這也許就是我們一家將要面對的未來。

Alice 是一位五十歲的哥倫比亞大學教授，她不但事業有成，更擁有一個令人羨慕的美滿家庭。某天她如常地在熟悉的校園裡跑步，但突然失去了定向感，有種不知身在何處的感覺，甚至連回家的路也找不到。之後奇怪的事情陸續發生，她想不出經常被提及的名字，上課時忘記了上到第幾課，突然認不出一些生字，身為語言學教授的她，竟然連說話能力也出現了障礙。她察覺到自己的腦袋有些不對勁，於是偷偷跑去看醫生。起初醫生只懷疑她的問題是源於壓力太大，又或是更年期的常見症狀，萬萬沒料到原來她患上了早發型阿茲海默症。早發型阿茲海默症因為發生年紀早，而容易被病人、家人，甚至是醫護人員所忽略。

早發型阿茲海默症約占一般阿茲海默症患者的五％，發病年齡為三十到六十歲，而且這是一種家族性遺傳疾病。研究顯示，遺傳性的早發型阿茲海默症有高達五十％機率遺傳給下一代，即是說 Alice 的三名孩子也有一半機會罹患此症。基因檢測結果證實，三十歲的大女兒同樣遺傳了阿茲海默症，大女兒此生將要帶著這個揮之不去的陰霾生活。Alice 的心情變得異常複雜，在擔憂自己病情逐漸惡化之餘，又懷抱著對女兒的深深愧疚。

看到這裡，我不禁想著，也許我也有可能遺傳了老爸的失智症，在不久的將來變成他那樣。

Alice 的心智逐漸消失，她無法同時處理多件工作，常常忘記約會時間，從被診斷的那天起，她的美滿家庭、高峰事業、原來美好的人生，隨著失智症的漸進式侵蝕，開始瓦解崩壞。所以 Alice 說：「我寧可得癌症，至少有人會為你祈福，但這種病，大家都不知道你怎麼了，只覺得你是個怪人。」

有一天，她無意中翻出自己預先錄製好的自殺教學影片，她嘗試照著指示去做，幸好看護及時回家，才打斷了她的自殺舉動。但其實她早已忘記了自己本來是準備要自殺的。

我覺得這也許是失智症最恐怖的地方，不只是自己的記憶，就連腦中「我自己」的那部分，最終也難逃疾病的蛀蝕。這不禁令人疑問，到了那個時候，人還可以為了什麼而活著？**當跟自己的連結都可能失去時，那作為一個人，還有什麼能留得住的？**

Alice 在自己還保有清醒意識的時候，在阿茲海默症協會作了最後一場演講，她說：「我還是妻子、母親、朋友，不久就要成為外婆。在這些關係裡，我依然能夠感受愛與喜悅……**我的昨天消失了，明天還是未知數，我該為了什麼而活？**」一個失智者最後還能為何而活，這句話深深地打動了我，更給我一個很大的反思，不只是對失智症或疾病，而是對於活著這回事。

從這一刻起，這個問號一直出現在我的腦海裡，我想，從老爸身上或許可以找到答案。

第七章 惡夢重現

回家前，我跑到西環的源記糖水店，買了老媽最喜歡的桑寄生蓮子蛋茶。吃甜點可以讓人心情快樂其實是有根據的，因為吃甜食的時候，會令腦中的血糖快速上升，刺激胰島素加速分泌，從而製造出大量的血清素，讓人感到滿足及快樂。只是我不知道，眼前這一碗糖水，到底能帶給老媽多少的安慰。

「幹嘛山長水遠地跑去買糖水給我？」老媽帶著懷疑的表情問。

「妳不要把我說得好像我平常對妳很壞一樣。」我抗議道。「所以老爸說得對，八十歲前都不要給她吃飽飯。」

「你居然會學你老爸講話，你不是一直以來最怕人家說你像他的嗎？」老媽不敢相信自己的耳朵所聽見的。

「我比較像妳就是了。」我賣嘴說。「老媽，妳跟老爸認識多久了？」

「我是在廣州認識你老爸的，那時候我才剛十八歲，算起來都有四十六、七年了。」

「那妳挺可憐的，已經忍他將近半個世紀了。」我說笑道。

「在那個年代哪有什麼自由戀愛，大家都是糊里糊塗就結婚的，嫁得好就是命，嫁不好就認命。」老媽淡淡然地說。

「那妳有沒有後悔啊？如果讓妳再選，妳還會選他嗎？」我試探地問。

「這個是智力問題嗎？如果早知道他是這樣，當然不會選他啦，但是如果不選他，我又不可能有你們，所以我不知道怎麼回答。」老媽說。

「對，如果可以選，我也不會選他當我爸，但我還是會選妳當我媽的。」我說。

老媽聽到後忽然有點感觸。「你今天怎麼啦，忽然跟我說這些，是不是有話要跟我說？是關於你老爸的？」

我決定直接跟老媽說。「我今天跟醫生談過了，證實老爸患上了失智症，即是大家所說的老人痴呆症。他的腦細胞出現了病變退化，加上之前好幾次心臟病發，導致腦部曾經缺血性輕微中風，加速了失智症的突然到來。」

「我聽說失智症好麻煩，會不認得人、什麼都記不起，連照顧自己的能力都沒有。」

「妳不用太擔心，老爸的失智症只屬輕至中度，不會一下子就變嚴重的。妳說的那種情況，應該還有一段很長的過程，才會變成那樣。」

「我倒沒所謂。其實這些年來，我都習慣了，習慣了面對那些人生的不幸，像你弟弟的離去、你的飛機意外[5]、你爸的亂七八糟、我的大病等，所以你不用擔心我，我只是不想連累你跟你哥。」老媽無奈地說。

「老媽，妳就不要一天到晚說連累我們了，都是一家人，有什麼就一起面對吧。所以明天我會先搬回家，跟妳一起學著去適應患病的老爸。」我拍拍老媽的肩膀。

「但你有你的生活，而且你要寫書、又要演講、又要幫人做心理治療，哪裡來這麼多時間？」老媽反而替我擔心。

「我會好好安排的。最重要的是，叻仔也答應了搬回來陪妳啊，所以妳趕快把他的玩具找出來。」

「叻仔也回來嗎？」老媽好像很高興似的。「那好吧，明天我把他的香蕉玩具及枕頭放回你的房間吧。」

「老媽妳很偏心啊，妳聽到叻仔要回來就這麼高興，聽到我要回來就推三推四。」

「我不跟你玩啦，我去睡覺了。」

老爸患病的消息，總算順利跟老媽說了。只是，她的反應比我預期中平靜許多，但與其說是平靜，不如說是認命罷了。

搬回家住的第一天，我有一種既陌生又熟悉的感覺。自從離家以後，房間就一直空著，所有的家具與擺設大致上仍跟原來差不多。我把衣服重新掛進已清空的衣櫃裡，將有用的文件及書籍放好在書架上，重新更換了檯燈、書桌及座椅，將小房間改裝成一個小型的工作間。

一切收拾好後，我跟叻仔躺在那相對狹小的床上，在不知不覺中睡著了。

○　◐　●

鬧鐘發出噹……噹……噹的聲響，我按停了鬧鐘，走去拉開窗簾，刺眼的陽光從窗戶直射進來，令我的眼睛一陣泛白。我揉一揉眼睛，突然發現房間看起來不一樣了，應該說房間變回了從前的模樣，那些舊家具全都回來了。不只這樣，書架上的書籍變回了中學時的

5：作者於二〇〇四年於紐西蘭自駕滑翔機時發生意外，從五十層樓的高空摔落，重傷瀕死，之後奇蹟生還。

課本，衣櫃裡面換成是中學校服及年輕時的服飾，尺寸比我現在的身材要小一圈。我像回到了過去，穿越到另一個時空。

我打開房門走出大廳，看見一家人坐在飯桌前正等待吃飯，當中有老爸、阿哥、弟弟、還有我自己，當時的我大概只有十五、六歲吧。我彷彿變成了一具幽靈，沒有人看得見我。突然電話響起，「鈴……鈴……鈴……」，每個人只顧忙著自己的事情，沒有人願意起身去接聽。老媽迫於無奈，拿著鍋鏟從廚房走出來接電話。

「喂，喂，喂……」

電話的另一端沒有回話，就直接掛斷了。老媽把菜餚從廚房端出來，大家正準備開動的時候，電話又響起來了，「鈴……鈴……鈴……」。

老媽再次去接聽。「喂，喂，你找誰啊？」

電話又再掛斷。老媽用懷疑的眼神看著我。「是否你的朋友無聊亂打電話啊？」

我一臉無辜地說：「怎麼算到我頭上？我的朋友才不會這樣無聊呢。」

「這陣子好像滿多騷擾電話的，特別是電話響起一接就掛的來電。」老媽投訴說。

「我的女同學最近也有收過一些變態電話，打來後就一直說些猥褻的話。」我回應。

「反正你們要帶眼識人，不要跟那些不三不四的人來往。」老媽叮囑說。

大家剛吃完晚飯才放下飯碗，電話又再響起來。這次我興奮地搶著要去接聽，接起電話後我卻故意不發一聲。雙方在空氣中僵持了好一會兒，最後對方首先放棄，我的計劃成功了。

「喂……喂……」一位女人的聲音從電話另一端傳來。

我還是故意不說話。

「喂，是阿鍾嗎？」女人輕聲問道。

我故意把聲音壓低，只簡單地回應。「唔。」

「阿鍾，是我啊。」女人的聲音帶點嬌嗲說。

我的臉色一沉，感到形勢不對，大概猜到電話是老爸那些不三不四的女人打來的。

「你找哪一位阿鍾？我們家有好幾位啊。」我不悅地說。

「你是誰啊？」女人反過來質問我。

「是妳自己打電話來的，妳反過來問我是誰，妳腦袋有問題嗎？」我不客氣地說。

老爸聽到我的對答，作賊心虛似地問：「找誰的？是不是找我的？」

我沒有理會老爸，繼續質問對方。「剛才是不是妳打來的？一打來就掛線，妳懂不懂什麼叫禮貌？」

老爸見狀馬上搶去電話，隨便跟對方說了兩句便匆匆掛線。一時間全屋的氣氛都僵硬起來，老媽更是顯得一臉不悅，因為這已經不是第一次發生這種事情。但老爸卻反過來惡人先告狀，向我發脾氣說：「你真沒禮貌！真是不知好歹！」

「拜託你就不要叫你那些不三不四的女人打到家裡吧，你這樣才叫不知好歹。」我反諷地說。

老爸頓時鐵青著臉。「什麼女人？那是朋友！你不要胡說八道！」

「朋友？」我冷笑了一聲。「你想要騙誰啊？還是你把大家都當成是智障的？」

「他媽的！你給我閉嘴！給你飯吃你就好好吃，不吃就給我滾！」老爸向我拍桌喝罵，一個瓷碗掉到地上應聲碎裂，弟弟被嚇得哭起來了。

「算了，算了，不要再吵了。」老媽也害怕起來。

「算什麼？妳怕他，但我不怕他的！你以為真的是誰大誰惡就是誰正確嗎?!」我也有點情緒失控，隨手抓起一個杯子擲到地上。

「你敢再說一句，我就馬上把你砍死！」老爸已經給氣瘋了。

「來啊！我不怕你的！」我也一點不退讓。

之後，老爸像失去理性似地衝進廚房，竟拿起一把菜刀在手上。老媽及阿哥見狀馬上前去阻止他。

「危險！快走啊！」幻化成靈魂的我拚命向著自己大喊。

我嚇得呆在那裡一動不動。靈魂的我繼續向著自己大喊：「快走！快躲進廁所！」

這一次我像聽到誰的呼喚，突然醒過來，馬上跑進廁所，並把鐵門關上。就在我關好門的一刻，面前的鐵門傳來了「噹」的一聲巨響。老爸的菜刀就剛好砍在鐵門上，形成一道由外至內的凹痕。那巨響不斷地在我耳邊迴環響起，「噹……噹……噹……」

我再次睜開眼睛，倒吸了一口大氣，全身都被汗水沾溼了。我起來把書桌上的鬧鐘按停，再次拉開窗簾，發現外邊同樣是個陽光燦爛的早上。回家的第一個晚上，我做了一個惡夢，而那個惡夢竟然是我跟老爸那段最黑暗的回憶。

第八章 內有惡犬

老爸出院後的頭三個月，從外表上看起來他並沒有太大分別，只是話說得比較少，動作也緩慢了一些。他的日常自理功能，如刷牙洗臉、穿衣、進食、如廁、洗澡等個人自理活動仍能維持，但有別於從前，他變得不太願意出門，大部分時間都是呆坐在沙發上看電視。

這天，我跟老爸老媽一起在家吃晚飯，我還沒有坐下，老爸已經迫不及待開始夾菜，把自己的碗堆得滿滿的，食物都快要溢出來了。起初，我以為他是肚子餓的緣故，但是他看到老媽給我夾菜，竟一臉不悅地把菜搶過去了，我心裡頓時有些不太高興。但我不知道他是故意這樣做，還是因為失智症而產生的某種奇怪行為，所以就沒有跟他計較，草草地把整碗白飯吃光就是了。

吃完飯後，我跟老爸坐在沙發上喝茶，老媽則忙著收拾碗筷。雖然只是五月天，但天氣已經變得十分悶熱，外頭一絲風也沒有。我見老媽弄得滿頭是汗，便走去把風扇打開，怎知道我還沒有坐下，老爸便馬上起來把風扇關掉。

我沉住氣問他：「你不覺得熱嗎？為什麼把風扇關掉？」

老爸只顧繼續喝茶，沒有理會我。

「你是身體受不了風扇嗎？」我再問。

老爸不耐煩地說：「不開就是不開！」

「大家都感到很悶熱，我把風量調小一點吧。」說完，我再把風扇打開。

怎知道老爸二話不說又把風扇關掉。這次我真的有點生氣了。

「你怎可以這樣自私，只顧自己的感受，吃飯是這樣，連開風扇也是這樣。」我說。

「我不要開！你走吧！」老爸的情緒忽然變得激動。

老媽聽到爭吵聲，趕快從廚房走出來。老媽勸說：「大家有事好好說。你就不要跟他計較，如果熱就進去房間吹冷氣吧。」

「我真的沒有跟他計較，只是世界總不能繞著他轉吧。」我沒好氣地說。

老爸什麼也沒說，只黑著臉走回房間，大力地把門關上。

「他真過分！這樣下去，他只會越來越自私。」我說。

「你忘記了他患有失智症嗎？他的腦袋有問題，有時候分不清冷熱，有時候又像個沒長大的小孩，你不要跟他講道理啊。」老媽反過來提醒我。

「我知道了。剛剛我只是一時生氣，把他當成了從前的老爸，忘記了他其實是一個病人。」我請老媽放心。

之後，我一個人走到城門河畔去散步。走著走著，我忽然想起自己受傷的那段艱難日子，從行走自如瞬間變成坐輪椅，我的一舉一動都要靠他人幫助。那時候，老爸也滿常推輪椅送我到醫院做各種各樣的治療，只是我卻常會抱怨這抱怨那，抱怨他不懂該如何當一個照顧者。現在回想起來，其實我也不懂如何去當一個照顧者，也許我們也不懂得該如何好好去當一個病人。作為一個病人，想要維持自尊和情緒一點也不容易，因為時刻都被疾病伴隨的無奈與恐懼困擾著、煎熬著。

這樣說來，老媽才是我們當中做得最稱職的一個，不管是當一個病人或是一個照顧者，她的適應能力都在我們之上。只是，她的能力並不是來自工作經驗或專業知識，而是來自愛與包容。或許到目前為止，我還沒有真正放下對老爸長久以來積累的偏見和不滿，我還是不自覺地在跟他斤斤計較。但不管我放下與否，老爸都正一點一滴地把我們的過去遺忘，最後只剩我獨個兒在這世界上繼續執著而已。

之後，老媽想到了一個方法，希望可以避免老爸的護食行為。這天早上，我們三人一起坐著吃早餐，老媽特意為每人準備了一個餐盤，餐盤內有一碗皮蛋瘦肉粥，一碟炒麵，及一份菜脯炒蛋，我們各自吃自己的分兒。老爸同樣是一坐下便馬上開始大口大口地吃，只是他一邊吃，一邊會用不甚友善的目光盯著我，但他卻沒用這種態度對待老媽。對此，我心裡感到十分奇怪。

由於老爸吃得比較快，盤子裡的食物很快被他清光，老媽害怕他會搶去我的食物，先主動把自己的分兒分給他，老爸當然是毫不客氣地欣然接受。忽然間我想到一個心理學的理論，想要跟老爸做一個實驗。我也學著老媽，把自己盤子裡的食物夾到他的碗裡，他像有點愕然似地抬頭看一看我。我索性把剩下的分兒全都分給他，我發現他看我的眼神竟頓時變得寬容起來。

之後老媽把我拉進廚房，輕聲問道：「你吃這麼少會不會肚子餓啊？」

「餓一餐沒關係的，就當是減肥。」我笑說。

「我剛才還擔心你會生他的氣，沒想到你會反過來給他食物。」老媽感到奇怪地說。

「我想我知道老爸為何會有這樣的怪異表現。在行為心理學上，我們稱這為護食行為。」

「什麼是護食行為？」老媽聽到一頭霧水。

「護食行為是一種很原始的動物行為，常會出現在狗狗身上，因為在自然界中，動物們都要盡快把食物吃完，否則食物便有可能被其他的動物搶走。所以妳會發現老爸在吃東西的時候，他會下意識地留意周圍，因他擔心自己的食物被別人搶走。如果他發現有敵人要跟他爭奪食物，他便會變得不友善、甚至有攻擊性。」我解釋說。

「但為什麼他只對你一個人不友善啊？」老媽問。

「因為家裡只有我是他的敵人。」我繼續解釋說：「人本主義心理學家阿德勒，曾經提出一個出生順序理論，解釋孩子的性格特徵其實是跟他在家庭中占據的排行及地位有關。例如老大，因為是第一個孩子，通常獨享父母的關注寵愛，由於父母傾注不少期望，所以他們會比較聽話。老大本來是家中的唯一焦點，但當弟妹出世後，他會覺得自己的愛被剝奪，受了冷落，他會因而經歷一段失落、爭寵的心理階段。」

「所以你的意思是，他現在是家中的老大，而你則是老二。」老媽回應。

「差不多是這個意思。他可能會把自己看成是老大或獨子，甚至覺得我在跟他爭奪妳的關注與資源，所以有時候會對我充滿敵意，彷彿我的存在對他來說是一種威脅。」我無奈地說。

「沒有這麼誇張吧？他自己也是一名父親，怎麼會跟子女爭奪？」

「坦白說，相比起女人，男人本來就沒有那麼大愛，是一種比較原始的動物，再加上老爸患有失智症，性格會變得自私及自我中心，不懂得分享和與人相處。」我說。

「那應該怎麼辦？」老媽問。

「等下我會去商場替他買一套新的餐具，飯碗及碟子都要買加大號的，最好是要浮誇一點，讓他感覺自己的地位崇高及與眾不同。」我認真地說。

「那我明白了，下次我什麼都給他大份一點就是了。」老媽點頭回應。

「差點忘記了，我還要買一個很重要的東西。」我忽然說。

「還要買什麼啊？」老媽好奇地問。

「一個用來掛在門口的牌子，上面寫著：內有惡犬。」我笑笑說。

「你就不要這麼壞吧！但這個主意也不錯。」老媽也忍不住笑出來了。

○ ◐ ●

黃昏的時候，我跟 Jaime 在一間日式鐵板燒餐廳吃飯。她的爸爸確診患上了早發型阿茲海默症，因為發現得早，所以能用藥物延緩病症的發展。

「真的很感謝你的及早提醒，現在我爹地的病情只是輕微。」Jaime 謝謝我說。

「妳跟妳媽媽都能接受這個現實嗎？」我關心地問。

Jaime 輕輕地點頭。「其實爹地的病令我更加體會到人生無常。起初，我跟媽咪因為害怕爹地會很快忘記，我們三人都鼓起勇氣來說想說的、做想做的，不想留有任何遺憾，我們家的關係因而變得更加親密。」

「當然我不會說患上失智症或任何疾病是一件好事，因為疾病肯定是會為患者及其家人帶來痛苦的。但如果我們懂得從病患中反思，或許真的能像妳那樣因病得福。」我也有同感地說。

「所以呢，有些話該說，還是要說的，有些事情該放下，還是要放下的。」Jaime 語帶雙關地說。

我喝一口清酒。「坦白跟妳說，我老爸在不久前也證實患上了失智症，而且已經差不多是中度了。」

Jaime 一臉愕然。「怎……怎麼會這樣突然的？」

「妳應該問，為何我是這方面的專家，卻遲遲沒有發現老爸的症狀。」我嘆一口氣繼續說：「我跟老爸的關係一直都不好，我對他存有很大的敵意及偏見，每次都只是想盡快從他惹出的麻煩中脫身，根本沒有真正關心過他的狀況。但最諷刺的是，當其他個案來到我的面前時，我卻擁有無比清晰的視野，能第一時間看見他們的問題根源所在。」

「也許這就是你跟我說的，親密關係的偏見及盲點吧，家人從來都是我們最大的課題，這一點你應該比誰都清楚。」Jaime 安慰我說。

「有時候，我會想老爸也是夠絕的，做錯這麼多事不但不用負責，也從來不道歉、不改錯，最後他連和解的機會也不給你。」我搖搖頭，再喝一口清酒。

「或者，認錯跟道歉都只是我們理性上的需要，而不是內心的需要，原諒別人的真正目的，其實只是想要放過自己。」Jaime 也喝一口清酒。

「的確是這樣。不管是對是錯，老爸都已經忘記了自己過去所做的一切，為何我還要跟他斤斤計較？為何我還要一個人背負著那些對他來說早已不存在的事？」我豁然開朗地說。

「對啊，我覺得做人最重要的，就是接受現實，活在當下。」

「說到活在當下，我發現我老爸才是真正的大師耶！我最近從他身上發掘了很多生活智慧，明白了什麼才是以小孩的高度看世界，老人的速度過生活。」我笑笑說。

「你老爸好像從一個大反派，搖身一變，變成生活達人，說不定他才是大智若愚呢！」

Jaime 也忍不住笑了。

「也許人越長大、越理性，就變得越不快樂。因為長大後，我們的腦袋逐漸被理性的控制機制所接管，令我們的真實情感與想法受到抑制，人生沒有激烈的情感，生活就少了溫度。但老爸的失智症，卻像是一個腦袋逆向生長的奇怪案例，他越失智、越不理性、就變得越輕鬆快樂。」我有感而發地說。

「我倒是第一次聽到有人用這個角度去看失智症的，真的是很有意思啊。」Jaime 像突然想起什麼似的。「對了，我最近加入了一個失智症患者家屬協會，他們正在籌辦一個關於失智症的講座，不如你來做我們的演講嘉賓，分享一下你對失智症的看法。」

「吃了妳這頓飯，我現在想 Say No 也很難吧。」

我與 Jaime 兩人一起碰杯，把餘下的清酒喝光。

第九章
失智的意義

這一天，我清晨六點就已起床，製作失智症演講的幻燈片。完成後，我穿上西裝，結上領帶，準備出門到演講會場。可是，我尋遍了整個房間，都找不著我慣常戴的手錶。當我經過大廳時，我看見老爸一個人在吃早餐，而他手上竟戴著我那只遍尋不著的手錶。我本想要向他討回，但想了一想，最後還是放棄了，因為我不想一大早就跟他發生爭執。

「你不吃早餐就出門嗎？」老媽從廚房裡大喊。

「時間不夠，不吃了。」我喊回去。

「我買了新鮮的豆漿，喝一杯才出門吧。」老媽堅持地說。

「我進去喝吧，不用拿出來了。」我乖乖聽命。

我把公事包放到沙發上，走進廚房，從電鍋倒出一杯香濃豆漿。喝完後，我竟發現沙發上的公事包不見了，同時間，老爸也從大廳中消失了。我百分百的肯定，公事包是被老爸偷偷拿走了。

我走到老爸的房間。「老爸，你有看到我的公事包嗎？就是剛剛放在沙發上的那個。」我試探地問。

「沒有。」只是老爸的眼神閃爍不定，明顯是在說謊，露出一副心虛的樣子。

「老爸，我早上有一個演講，現在趕著要出門了，你先把公事包還給我好嗎？」我耐心地說。

「沒有啊。」老爸繼續否認。之後他退到床邊，守住被褥內的東西，不容許外人觸碰似的。

「如果你喜歡那個公事包，沒關係你就拿去吧，但至少把裡面的手提電腦還給我，我等下演講要用的。」我請求他說。

「沒有啊！都說沒有！」老爸竟先發制人，發起脾氣來。

「你拿了我的手錶，我都算了，但我有正事趕著做，沒時間跟你玩，快把公事包交出來！」我的語氣也變得嚴厲起來。

「全都是我的！你想偷我的東西嗎！」老爸向我大聲咆哮。

老媽聽到爭吵聲，趕緊從廚房走出來。「發生什麼事了？幹嘛吵起來？」我把事情告訴老媽，沒想到老媽表現得比我更心急，竟責罵老爸說：「你怎麼可以這樣拿人家的東西，你這樣是不對的！我知道你把公事包藏在被褥內，立刻交出來！」

「是我的！是我的！你們滾出去！」老爸一點都不肯退讓，目光反而變得更凶惡。

老媽看一看牆上的掛鐘，不由得替我心急起來，生氣說：「你再這樣，我就不理你了！不給你吃飯，把你趕出門口！」

老爸聽到後，情緒變得更激動，用力想要推我們出房間。我見狀馬上把老媽拉開，免得跟老爸有肢體上的衝突。老爸趁勢大力把門關上，並把門從內鎖上。

「老媽，妳冷靜一點，老爸現在情緒這麼激動，跟他說什麼都沒用的。而且失智症患者，很多時候分不清物品的擁有權，常會以為別人的東西是自己的，也會懷疑自己的東西被偷了。」我解釋說。

「那現在怎麼辦啊？沒有了電腦你怎樣去演講？」老媽擔心地問。

「不用擔心我啊。即使沒有了電腦，我也能應付的，好歹我也是個超厲害的心理學家。」我請老媽放心。

「對不起，又一次連累你了。」老媽自責地說。

「老媽，妳就不要再有這種想法了，不是說好一家人一起面對嗎？」我安慰老媽說。

○ ◐ ●

我在演講開始前的最後一分鐘趕到會場。演講場地是在一個老舊屋邨[6]的社區會堂裡，有別於設備先進的大學禮堂或現代會議中心的演講廳，那裡有一種被時代遺棄的荒涼感。再加上，這一刻我手上什麼也沒有，沒有了手錶、沒有了電腦、沒有了精心準備的投影片，我跟這會堂彷彿成了被時間凍結的東西。我忽然有一種奇想，也許我現在就是處於失智的世界。

Jaime 坐在會場的最前排，她焦急地往後方望著，還不時看看手錶，看見我的身影後才舒了一口氣。會場坐了差不多二、三百人，大部分都是上了年紀的單身老人，也有一小撮年輕子女陪伴著父母到來。臺上的主持看見我步進會堂，馬上邀請我上臺演講。

我站到臺上，拿著麥克風說：「大家早。在開始演講前，我想問大家一個問題：有誰今天忘記吃早餐？請舉手。」

沒想到，臺下居然有二、三十位長者舉手，我跟所有觀眾都忍不住笑出來了。

「為什麼我會提起吃早餐這件事？首先是因為我自己也忘記了。另外，今天在我老爸吃早餐的時候，我家裡發生了一件突發事件。老爸在我不注意的時候，竟偷偷地把我的公事包拿走了，因為公事包裡有我的手提電腦，而我的手提電腦裡有我為今天演講所準備的資料，所以我既焦急又生氣。只是，不管我如何對他威逼利誘，他就是死也不肯把東西交還給我。所以我要跟大家宣布一個消息，就是今天演講的所有資料都泡湯了。大家可能會問，我老爸為何要這樣做？原因很簡單，因為他本身就是一名失智症患者。」

聽到我這樣說，臺下的觀眾都在議論紛紛，他們在猜測今天的演講很可能要取消。

我沉默了一會，然後繼續說：「直至走上演講臺前的一刻，我心裡仍然是處於一種不安及焦慮的狀態，因為我不知道接下來要說些什麼，那些數據分析沒有了，那些有趣的研究案例沒有了，那些複雜的學術理論也沒有了。這就像腦袋裡明明存有的東西，一下子就消失無蹤，彷彿瞬間被人掏空似的，我不知道該如何面對眼前的環境及觀眾。但忽然之間，我有了一種奇怪的感悟，也許這就是失智症患者常有的感覺。既然是這樣，我今天就嘗試做一個失智的演講者，用我腦海中僅餘的記憶、所聽過的故事、以及內心的感受，去跟大

6：由數棟大廈組成的密集居住地，為香港公共房屋常見的型態，由政府或志願團體等出資興建，再低價出租給低收入戶者。

家分享失智症到底是什麼。」

我開始演說。

失智症，有時候聽起來就像是一則笑話。

那一天，四位老頭圍坐在庭院裡打麻將，各自說著自己最近的冒失狀況。

第一位老人說：「哎呀！我真的很健忘啊，每天拿起報紙時，我都忘了是要開始閱讀，還是已經讀完了?!」

第二位老人接著說：「那算什麼，我每次脫了褲子坐在馬桶上的時候，都忘了是要拉呢，還是已經拉完了?!」

第三位老人不甘示弱地回應：「我躺在床上，都不知道是已經睡醒了，還是準備要去睡覺?!」

這時第四位老人緩緩地開口說道：「唉……你們的情況都不算什麼，我的失智更是嚴重，是這樣的……」

其餘三人都停止打牌，看著第四位老人，但大家等了良久，他都還沒有說出來，只顧繼續打牌。其實第四位老人不是忘記了想要說的話，而是他忘記了自己根本還沒有說。

失智症，有時候聽起來又像是一齣悲劇。

在希臘神話中，就曾有一段類似失智症的悲劇故事，主角是黎明女神伊奧絲（Eos）與凡人提索納斯（Tithonus）。美麗的伊奧絲愛上了人間的美少年提索納斯，她把提索納斯帶回自己的宮殿，兩人結婚並生了孩子，過著幸福美滿的生活。但伊奧絲有一個遺憾，就是自己是永生的女神，而提索納斯只是凡人，終有一天會死去，兩人根本不可能天長地久的。於是伊奧絲去懇求萬神之王宙斯（Zeus），請宙斯賜予提索納斯永恆的生命。在伊奧絲苦苦哀求下，宙斯施法讓提索納斯得到永恆的生命。

伊奧絲高興至極，匆匆回去跟愛人重聚。隨著日子過去，伊奧絲發現提索納斯的身上慢慢產生了一些變化。他俊朗的面孔長出許多皺紋，肌肉開始萎縮變少，而且身體越來越虛弱，常常會忘記事情。伊奧絲才恍然大悟，這原來是每個凡人必經的生命階段，叫做「變老」。提索納斯雖然得到了永生，但畢竟他只是凡人，就連宙斯也沒法給他永恆的青春。

伊奧絲看著提索納斯慢慢不斷地老去，跟以前越來越不一樣，幾乎變成了另外一個人似的。萬年過後，提索納斯的力量與知識完全消失，並失去了說話的能力，嘴裡不斷喃喃自語。最後，他只能用孱弱的四肢爬行，捲縮成一隻蟋蟀一樣。伊奧絲沒有辦法面對，她對提索納斯再多的愛，也抵擋不住提索納斯的衰退老化。在無可奈何的情況下，伊奧絲含著淚水把提索納斯放在一個漂亮的籠子裡。這對可憐的夫婦，很可能是世上第一對失智症病患者及失智症照顧者。

但在現實生活裡，失智症更多時候都是一場惡夢。這就像是上天對他們開的一場無情玩笑，在患者還沒有死掉之前，就被迫灌下了孟婆湯，在人間經歷一場沒有終點的遺忘。

失智症已被證實是一種「無法逆轉」的疾病，無法逆轉的意思，就是患者的情況只會一直往下坡走，不可能再恢復到原來的模樣，那個原有的自己已經一去不返了。這個病症的一個最大特徵，就是在不知不覺間開始，然後輕輕地、緩慢地進展，等到你發現它的時候，所有的病變都已經到位，而治療的時機亦已過去。

失智症最恐怖的地方，是疾病所伴隨的那份日益增加的無助感，患者只能眼睜睜地看著自己的心智與記憶逐漸消失，卻什麼也做不了。有時候，患者會突然失去定向感，不知道自己身在何處，又或是忽然忘記應該怎麼回家。有時候，患者很想要說話，但不管怎麼努力去想，就是無法想出那經常掛在口邊的東西或名字。即使只是想參與日常的對話溝通，也會感到無比的吃力及困難。當人跟自己一點一滴地失去連結，那樣的一個人，到底還能留住什麼？還可以為什麼活下去？對患者來說，那種恐懼不但日以繼夜、揮之不去，更是對生活、對生命產生出一種深深的無能為力感覺。

至於患者家人，眼看著彼此的關係由親密變為疏離，患者由熟悉變得陌生，那種感覺就像被親人遺棄了一樣。那些彼此曾經無比珍貴的回憶，那些多年來互相不離不棄的承諾，如今就只剩下自己孤獨地去承繼。家人不但要時刻勞心勞力地照顧患者，還要面對患者的喜怒無常與蠻不講理，就算是再多的愛心與包容，也有一天精神會崩塌下來。久病床前無孝子，說的也許不是孝心或愛，而是那份能承擔漫長精神折磨的心力與能耐，那種對生活、對生命的無力感，並不是一個健全的人所能承受的身心負擔。

但失智症真的只有這樣嗎？如果說世界上沒有一個人是多餘的，也沒有一種人生體驗是不必要的，不管是生老病死，都有其獨特的存在意義。同樣地，**我相信每個疾病背後，都隱藏著生命想要傳達的重要訊息，失智症亦不例外。**所以失智症絕對不只是一場笑話、一場悲劇、或一場惡夢這麼簡單，至於失智症的意義到底是什麼？我希望可以從我的失智老爸身上，又或是每一位失智症患者身上，找到答案。

第十章 回家上廁所

演講完後，Jaime 第一時間走來向我道謝。

「你一直遲遲未到，我還以為你在路上碰到什麼意外，怎知道原來是你爸跟你開了一個大玩笑。」Jaime 笑說。

「他這個玩笑也開得太大了吧。」我回應。

「但沒想到你竟然會用這種方式跟大家分享，說得實在太精采了！」Jaime 誇獎我說。

「我也是在臨上臺前才想到的。」我捏一把冷汗說。

「我覺得這種從同理心出發的演說方式，不但效果好，而且可以給大家很多啟發與思考空間。你應該好好答謝你爸啊。」

「對，答謝他害我不成，反而幫了我一個大忙。如果他有空，我也請他幫妳一把。」

Jaime 連忙搖搖手說：「不用了，不用了。」

就在這個時候，我的電話急速地響起來，我看一看來電顯示，是老媽打來的。

接通後，老媽的聲音，流露出焦急與不安的情緒，我有一種不祥的預感。

「你老爸在商場走失了，我到處找也找不到他啊！現在怎麼辦？」老媽緊張地說。

「老媽，妳先別急，我現在馬上過來，大概十五分鐘就到妳那邊。」我請老媽先冷靜下來。

Jaime 聽到我們的對話，覺得有點不對勁，連忙問：「發生什麼事了？有需要幫忙嗎？」

「我老爸剛剛走失了。如果妳有時間，可否跟我走一趟？」

Jaime 二話不說便答應了。十五分鐘後，我到達商場的入口處，看見老媽焦急的身影，阿哥也在這個時候趕到。我問老媽剛才到底發生什麼事了，要她先把事發經過詳細地說出來。

「你出門後，我一直急著想要幫你取回公事包，但老頭死都不肯開門，於是我就想到一個辦法，騙他說我要到茶樓喝茶。我一直在他門口說，我想要吃這個點心、那個點心，然後裝作打開大門準備離家，他最後還是抵受不住誘惑，馬上打開門跟我上茶樓去了。」老媽憶述說。

「食物誘捕這一招妳也用上了，老媽妳真厲害啊。」我誇讚老媽。

「都是你教的，用他喜歡的東西，將他的注意力轉移，一下子他自然會忘記。」老媽說。

我忽然想到，我的手提電腦仍在公事包裡頭，我有很多重要的資料還沒有做備份。我擔心地問：「所以老爸現在仍拿著我的公事包嗎？」

「你好像擔心你的公事包比擔心你老爸多一點啊。」Jaime 瞇著眼睛對我說。

「沒有啦，只是問清楚他的穿戴而已。」我隨口亂說，當然 Jaime 不太相信我的話，畢竟她也是個心理學家。

「這個你可以放心，他沒有帶在身上。他本來硬要提著公事包上茶樓的，但我跟他說，只有上班才需要帶公事包的，上茶樓就不可以帶。我要他自己選，到底要去上班還是要上茶樓？他當然是選上茶樓啦，所以才願意把公事包放回房間。」

「那不是好好的嗎？怎會走失的？妳有沒有打個電話給他？」這次輪到阿哥急著問。

「本來是好好的，我還讓他點了滿桌的點心，他吃得十分高興，肚子也撐出來了。接著我去了一趟洗手間，才不到五分鐘，回到桌子時他就不見了。他身上又沒有電話，我在茶樓找了好幾遍都沒有看見他，也有請茶樓的伙計幫忙去找，但找遍每一個角落都沒有發現他的蹤影。」

「那就奇怪了，老爸自患上失智症後，變得十分依賴老媽，從沒有這樣一個人跑開過。」我不解地說。

這時老媽露出一副自責及不安的表情。「會不會是因為今早爭吵的時候，我罵過他，而且還說不給他飯吃、要把他趕出家門……可能我把話說過頭了，所以他離家出走。」老媽內疚地說。

「應該不會吧，Auntie 妳先不要這樣想。」Jaime 安慰老媽。

「老媽，這個妳就不用多想。我肯定地跟妳說，老爸絕對不是因為這個原因而不見的。」

「為什麼你這樣肯定？」Jaime 問。

「第一，老爸的記憶十分短暫，他轉頭就已經忘記了別人對他說過的話，不管妳是罵他還是哄他。第二，如果他仍在生氣的話，他根本不會跟妳上茶樓，更不會吃得這麼高興。他應該只是一時混亂，自己走開了，跟著便迷了路。」我分析說。

「但我不只在茶樓，更是整個商場都找了好幾遍，都沒有看見他。」老媽擔心地說。

「老爸只是走失了一個半小時，理論上應該不會走得太遠。他出門的時候是穿什麼衣服的？」我問。

「他好像是穿一件深色線衫、牛仔褲、跟一對球鞋。」老媽說。

「妳要說得更仔細一點，想清楚衣服的顏色及花紋，還有他今天有沒有戴帽子？他不是很喜歡戴帽子遮蓋他的禿頭嗎？」

「有啊，他出門時戴了一頂黑色鴨嘴帽，短袖線衫是深灰色的，牛仔褲是淺藍色的，還有球鞋是白色及有黑色間條花紋。」老媽仔細回憶說。

「阿哥，你把這些資料及老爸的照片，分別交給屋邨及商場的管理處，請他們通知所有工作人員幫忙留意及尋找，因為這裡範圍實在太大了。」我說。

「好的，我現在就去。」阿哥馬上動身。

「老爸有把錢包帶在身上嗎？他身上有金錢或八達通[7]之類的東西？」我再問。

「這個我就不清楚了，出門的時候我沒有留意。」

「妳趕快回家看看再告訴我。另外，我們不是把家的地址及聯絡資料放到他的錢包裡去嗎？如果路人或警察發現他迷了路，很有可能就直接把他帶回家去。」

「那我們要報警嗎？」Jaime 問。

「先不用。老爸走失的時間太短，警察未必受理，而且他們還要安排人手，組織搜索，動輒要花上好幾個小時，我們還是先自己找找吧。」我說。

「那我現在馬上回家吧。」老媽也跟著離去了。

之後，現場就只剩下 Jaime 跟我兩個人。「我們接著要做什麼？要去哪裡找啊？」Jaime 心急地問。

「我們先到旁邊的咖啡室。」我說。

「咖啡室？到那裡幹什麼啊？」Jaime 一臉的問號。

「到咖啡室當然是去喝咖啡啊。」我理所當然地回答。

甫一坐下，我便請 Jaime 替我去買咖啡。「麻煩妳，我想要中杯的熱美式咖啡，糖奶都不用加了。」

「都什麼時候了，還顧著喝咖啡。為什麼你好像不擔心你老爸似的？」Jaime 的語氣像有所不滿。

「坦白說，我之前也處理過很多失蹤人口案件，以老爸的身體及精神情況，他並不算什麼高危人士，至少仍保有一定的自理及判斷能力，能夠應對危險及保護自己。與其像隻盲頭蒼蠅亂碰亂衝，倒不如細心思考，在黃金救援七十二小時內找出他最有可能出現的地方。」我解釋說。

7：一種加值後可用於公共交通工具、零售業務的通行卡，在香港相當普遍，類似臺灣的悠遊卡。

「我明白了。我還是乖乖去買咖啡吧。」

Jaime 把黑咖啡買回來，放到我的面前。她看見我十分認真地在做筆記及繪圖，只安靜坐在一旁，不敢打擾我。

過了一會，我放下筆，喝了一口熱咖啡。「完成了。」

「你到底在做什麼？這是心理分析嗎？」Jaime 好奇地問。

「我在做老爸的心理側寫。」我解釋說：「那是犯罪心理學的一種分析技巧，專門利用罪犯的犯罪行為，推斷犯人的心理特徵及狀態，從而找出他們的性格、喜好、及慣常出沒地點。」

「聽起來有點像是逆向思維的心理分析。」

「差不多是那樣，通過換位思考，有效縮減推敲範圍，從而側寫出尋找犯人的線索。」

「我知道FBI利用這種側寫技巧，成功破獲不少變態連環殺人案，你怎會想到用這個的？難道你真的把你老爸當成犯人了？」Jaime 問。

「因為老爸是失智症患者，一般的理性思考或邏輯思維不能套用在他身上，所以我只好反過來以歸納的方法替他做心理分析。」我補充說：「當然也不能排除，他在我的潛意識中可能是一名罪犯。」

Jaime 忍不住笑了。「那有沒有找到重要的線索？」

「我還需要最後的資料，才能得出比較確切的結論。」

我打電話回家，老媽告訴我老爸的錢包仍留在房裡，所以我推斷他身上並沒有任何金錢，亦即是說他只能徒步離開。此時，阿哥剛好也來到咖啡室。

「我已經跟管理處交代過了，如果有消息他們會第一時間通知我們。」阿哥喘著氣說。

「根據我的分析，老爸極不可能搭乘任何交通工具，只能徒步行走。一般人走一公里，大概需要十五分鐘，以老爸的速度，他最少要花上三十分鐘才能走完。老爸失蹤了差不多一個半小時，即是說他最多只能走三公里路，但以他的身體狀況，我不相信他可以持續走多過二公里的距離。我們現在以茶樓為中心，劃出一個以二公里作半徑的搜索範圍。」我把畫在紙上的地圖向他們展示。

「但範圍依然很廣闊啊，我怕我們三個人應付不來。」阿哥皺眉說。

「雖然老爸的記憶嚴重衰退，但在他的潛意識中，很可能仍會對他喜歡的事物留有印象，會不自覺在那些地方流連。老爸平日最愛做三件事情：一是到處買零食，二是到特賣場或超市撿便宜貨，三是到處撿拾單車零件。他剛吃飽了，應該不會想再找吃的。另外他已經好一陣子沒有再去碰他的單車，他很可能已經不再懂得維修單車了。在排除所有不可能之後，剩下的可能就是特賣場或超市，特別是售賣日用品及家居雜貨的地方。」我說。

「即是說，我們要重點搜尋二公里範圍內的特賣場及超市。」阿哥點頭同意說。

Jaime 說：「我在 Google Map 查過了，附近有好幾個符合這樣條件的地方。」然後她在我所畫的地圖上一一標示出來。

我看著地圖，想了一想。「我們現在分成三組，我負責東面的博康邨那邊，阿哥負責南面的河畔花園，Jaime 則負責北面乙明邨，搜索時間定為三十分鐘。如果在這三處都找不到，我們再一起到西面的城門河畔及中央公園一帶搜尋，那邊有不少的單車停泊區及單車零件店。」

「好，就這樣決定，三十分鐘後大家再互通電話。」阿哥說。

之後，我們各自在所負責的範圍內搜索，走訪了好幾個街市、雜貨店、特賣場及超級市場，始終沒有發現老爸的蹤影。三十分鐘快要過去，我只剩下眼前這個超級市場還沒搜尋，我帶著最後一線希望，進去逛了一圈，可惜依然一無所獲。我正要離開之際，看見一位穿制服的保安員在我面前走過，我索性把他攔住，並直接向他詢問。

保安員思索了一下。「我之前好像見過一位老伯在收銀檯那邊徘徊，老伯的外貌跟你所形容的差不多。」

我馬上向保安員展示老爸在我手機的照片。

「我看不太清楚老伯的樣貌，因為當時他戴著一頂鴨嘴帽。」保安員說。

「對，應該就是他了！請問他離開了多久？」我興奮地問。

「大概五分鐘前吧。」保安員回答。

五分鐘前？老爸應該走得不遠，如果馬上追出去，很大機會可以找到他。怎知道當我經過收銀檯的閘門時，防盜警報竟突然響起來了，我只好無奈地停下腳步。剛才那位保安員也趕過來了。

「先生，不好意思，因為警報器啟動了，所以我要查看一下你的隨身物品。」保安員面有難色說。

「我明白。」為了節省時間，我主動地將口袋裡的所有東西掏出，並放到櫃檯上。

保安員隨便看了一看。「沒問題了，你可以離開。」

我把東西迅速放回口袋，轉身想要離開，但卻猛然想起什麼似的。整個超市就只有一個出入口，而連接出入口的是一道長斜坡，再來就是一處偌大的廣場空地。只是我剛走上來的時候，沿途根本就看不到一個人，如果老爸是在五分鐘前離開，按道理我不可能沒有碰見他的。

我馬上詢問保安員。「這個超市是不是也設有特賣清貨區？」

保安員愣了一下說：「是有的，就在超市右手邊的最後角落裡。」

我再次仔細地在特價清貨區附近搜尋，由於超市的貨架林立，視線容易受遮擋，很有可能我剛才跟老爸擦身而過。結果，我真的在其中一個特價貨架前找到了老爸。但我沒有第一時間上前去喊他，只在一旁靜靜地觀察，我發現他不時把那些特價品拿起，然後又再放下，表現得奇奇怪怪的。

我上前去喊他。「老爸，你在這裡幹什麼？」

老爸一副神態自若的樣子，回答說：「沒有什麼啊。」

「你是否想買這些特價貨品？」我試探地問。

老爸搖搖頭說：「不好的，不要買。」

「但現正在做限時優惠啊，這個只需半價，那個更是買一送二。」

「你瘋了嗎！這些都不好的。」

我打從心底笑了出來。眼前的老爸，跟我過去幾十年所認識的，簡直就是兩個人，前後的反差竟如此巨大。他的認知思維出現了前所未有的急劇轉變，他到底是患上了人格分裂還是失智症啊，我心裡不禁問。

「老爸，你為什麼一個人在這裡？老媽呢？」我再問他。

「她去上廁所。」老爸回答。

我聽到老爸的回答，差點快要昏倒了。我本來想告訴老爸，老媽是在茶樓上廁所，而不是在超市上廁所。但看來他再次出現了混亂狀態，根本不知道自己走失了，所以跟他解釋也只是白說，甚至可能令他更加混亂，我就放棄了。

「對，老媽回家上廁所去了。我是來帶你回家的，我們回家吧。」我跟老爸說。

第十一章 畢業照

我通知阿哥跟 Jaime 已經找到老爸了，他們都鬆一口氣，並先回家等我。回到家時，老媽第一時間跑來想要責備老爸，但當知道老爸一直在超市等她上廁所，被弄得有點哭笑不得，就放過他了。阿哥因為還要上班，所以就先回去了。老媽見我們忙了一個早上，午餐也還沒吃，趕緊到廚房泡茶及弄茶點。老爸看著我們在團團轉，自己則癱在沙發上看電視，看來他已經完全忘記了公事包的事情。

Jaime 把我拉到一旁，輕聲跟我說：「你回來之前，你媽偷偷進去你老爸的房間，成功取回了你的公事包及電腦，但除此以外，她還找到好些屬於你的東西。」

「這個我不感到奇怪，因為最近常出現一個狀況，就是剛剛還在手邊的東西，突然就不見了，我翻箱倒櫃到處找，也沒能發現，彷彿東西就這樣消失了。」我說。

「但如果你把那些遺失的東西拼湊起來，你一定會感到很驚訝。」Jaime 說。

「數量應該沒有很多吧？」我驚訝地問。

「不是數量的問題，而是意義的問題。」

「什麼意義？我不明白妳的意思。」我露出一臉問號。

「你回自己的房間看一看，你就知道了。」

我跟 Jaime 回到房間，看見書桌上除了公事包以外，還有我不見了的手錶及鋼筆、衣櫃旁則掛著一套深灰色的西裝、領帶及皮鞋。就如 Jaime 所說，如果把這些東西單獨來看，並沒有什麼意義，但如果把它們拼湊在一起，那就是另一回事。

「老爸為什麼想要一套完整的正式裝束？他過去從來沒有做過辦公室或文職等工作，根本不用穿得這麼整齊及正式啊。」我還是不能理解。

「或者你看一看這張照片，你就會明白一切。」

Jaime 遞給我一張老舊的照片，照片是我年輕時拍的，當時我正穿著大學的畢業袍，旁邊的老爸則穿了一套正式的西裝，手上還提著一個公事包。我頓時明白當中的意思。

「你媽在你老爸的枕頭下找到了幾張舊照片，這就是其中的一張。也許你老爸的記憶正逐漸褪色，現實正逐漸瓦解，但總有一些令他難忘的重要時刻或事情，仍在他腦海裡留有模糊的印象，當情感再次被觸動時，或許會讓他回到當時的情景。」Jaime 解釋說。

「沒錯，老爸最近常出現這種混亂狀態。」我回想起老爸在醫院吵架的事情。

「也許你回家暫住的這段時間，讓他回想起你仍在念大學時候的記憶。但不管如何，有一點是可以肯定的，就是在他不願遺忘的記憶裡，有著你的影子。所以他並沒有討厭你，相反地，他其實十分重視你，甚至是以你為榮。」

我看著照片，並沒有回應。

「還有，你老爸不是一直把你的名片放在錢包裡嗎？從心理學的角度，他除了把你當成是麻煩解決者外，其實更加視你為最可依賴及信任的保護者。」Jaime 說。

「怎麼這個妳也會知道的？」我瞇著眼睛說。「我知道了，肯定是我老媽跟妳說了什麼，找妳當我跟我爸的和事佬。」

「沒……沒這種事啦。」Jaime 避開我的眼神。

「妳的專長是臨床心理，我的可是犯罪心理啊。」我故意逗她說。

「熱茶跟點心都弄好了，你們快出來吃吧！」老媽從大廳喊。

「我們快出去吃吧，否則就會被你老爸吃光了。」Jaime 難得找到脫身的機會。

「這點倒是真的。」我開玩笑說。「謝謝妳的好意，我能明白妳的意思。」

吃完茶點後，我送 Jaime 到車站。

「沒想到這段時間，老媽比我適應得更快、更好。」我有感而發。

Jaime 安慰我說：「其實你已經做得很好了，不要對自己有不切實際的期望吧。或者，你媽覺得自己根本沒有選擇，這反而讓她更能坦然接受現實，甚至努力去適應現在的老爸。」

「當面對的不是自己努力就可以改變的事時，如果可以選擇，大家打從心底都想要逃避，不想去面對。也許就是這個原因，我一輩子都在逃避老爸，但到了不用再逃避的時候，我卻想要抓著他。」

「也許人性就是這樣。對自己溫柔一點，順其自然就好了。」Jaime 最後跟我說。

○ ◐ ●

在接下來的三個月，我們算是度過了一段相對平靜的日子，老爸的情況已漸見穩定下來。現在的他不怎麼願意上街，除非是上茶樓吃點心，否則他都不肯離開家門半步，所以大家都不擔心他會突然離家出走。

這一天早上，我提議大家一起上茶樓吃點心。老爸一坐定，便已急不及待拿起點心紙，二話不說勾了二十多款點心。

我看了一看點心紙。「我們才三個人，哪吃得了這麼多？」我問老爸。

「很好吃，吃得完的。」老爸想也不想地回答。

「就算吃得完，你也不能一次吃這麼多啊，你的血糖及膽固醇已經超標。」我阻止他說。

「不怕的，沒事的。」老爸堅持地說。

「由他吧，他喜歡吃就讓他吃。」老媽居然在旁幫腔說。

老媽接過了老爸手上的點心紙，趁他不注意時，躡手躡腳地從手袋拿出另一張點心紙，然後若無其事地交給茶樓的女侍應。老爸看見點心紙順利交到侍應手裡，便一臉安心地喝茶。就在老爸上廁所的時候，我忍不住問老媽。

「老媽，妳怎麼變得這麼厲害，現在連魔術也學會了。」

「如果我不懂得變點心紙，我就要變錢了！他每次都是這樣瘋狂下單，如果少看一眼，我真的很快要破產。上星期就試過一次，我一不留神，走漏了眼，他就點了二十款點心回來，最後只好將吃不完的點心打包帶回家。」老媽沒好氣地說。

「但妳不怕他會發現嗎？」我問。

「他轉個頭便忘記了自己選過什麼，只要有東西放進他嘴巴，他就可以了。」老媽說。

「小時候每次上茶樓，老爸都只會選那些特價點心，又或是優惠套餐，而且他更會為了省錢而在上茶樓前先吃麵包。」我回憶說。

「沒辦法啦，那時候我們剛來到香港，無依無靠，生活條件非常艱難，而且只有他一個人工作，又要養你們三兄弟，唯有省吃儉用。」老媽唏噓地說。

「但我們不是也有一些親人在香港嗎？他們好像經濟環境都不錯啊。」

「唉，你老爸脾氣特別不好，跟誰都談不來，他的個性又強硬、又固執，總是覺得別人看不起他，寧願挨餓也不肯求人幫忙。」

「怪不得他會養成了一副貧窮思維。」

「什麼是貧窮思維？」老媽問。

「從心理學角度看，貧窮不只是一種生活狀態，更是一種思維狀態及行為習慣。老爸因為長期處於金錢及物質缺乏的恐懼下，令他對生活悲觀，缺乏安全感，誤以為省錢才是改變貧窮的方法，結果令他對金錢的觀念變得短視及扭曲。所以他常會為了丁點優惠而去大排長龍，見到特價貨品就愛不釋手。」我解釋說。

「我只知道他的日子其實過得滿苦的，經常為了省小錢而得不償失，你看家裡那堆用不著又快要過期的東西就知道了。」老媽搖搖頭說。

「所以說，貧窮其實都是一種思維習慣，越省就越窮。但妳有沒有發現，老爸自從患上失智症後，他的貧窮思維就消失了，他現在吃東西、買東西都不會先看價錢，只會選自己喜歡及需要的。超市那些特價品，我想給他買些，他死都不要。妳說是不是太陽從西邊出來了？」

「他的貧窮思維是沒有了，但我卻因而變得更加貧窮呢。」老媽無奈地說。

「哈哈，只能說有人歡喜有人愁，老爸有得，妳我都有失。這樣吧，下個月開始我多給妳一點家用就是了。」

「那他是什麼思維我都沒所謂了。」老媽馬上喝口茶。

「生活果然是艱難的。」我故意語帶悲傷地說。

侍應很快端來十籠點心，但不消一刻，就已經被我們吃個精光。只是，老爸真的完全忘記自己點了什麼，眼前有什麼他就吃什麼。

「點心都吃光了，要不要多點一些？」我問。

「這個你就不用問了，他一定會說好的。」老媽說。

「好啊，再多要一些。」老爸連忙說。

「我記得小時候上茶樓，我最愛吃的其實是灌湯餃，但因為灌湯餃是價錢最貴的點心，所以每次都不能選。不如我們多加三個灌湯餃，一人一個不用爭。」我提議說。

「好啊，一人一個。」老爸馬上應和。

「三個會不會太多啊？」老媽說。

「不會啦，怎樣我也要補償一下兒時的遺憾。不如再多加一隻乳鴿？」我說。

「好啊，都是一人一隻。」老爸繼續應和。

「我的意思是三個人一隻乳鴿，不是一人一隻啊。」我開始後悔了。

「反正不是我結帳，我沒有意見。」老媽像置身事外似的。

最後，老爸一個人就吃了一個灌湯餃及一整隻乳鴿，而且他還多點上剛出籠的叉燒包，打包帶回家。

吃飽後，我們並沒有立即回家，我趁機帶老爸到城門河畔散步，伸展一下筋骨。因為是星期天的下午，騎單車的人明顯多了許多。我忽然想起，老爸從前最喜歡的，就是撿拾那些破舊的單車及單車零件，把它們修理及重新組裝。只是在他患病後，他就再也沒有碰過任何跟單車有關的東西了。我很好奇，他到底是忘記了自己的興趣，還是對單車已經不再感興趣了。

「老爸之前是不是有好幾輛單車？」我忽然問老媽。

「好像是吧。他抽屜裡還有一大串單車鑰匙，他好像把那些單車鎖在橋底下的停泊處，但可能他自己都忘記了。」老媽指著公園前方的天橋。

「啊，我想起來了！我知道是哪個單車停泊處。」我繼續說：「因為老爸曾經在那裡被警察拘捕過，懷疑他企圖偷竊單車零件。」

「是什麼時候的事？怎麼我都不知道的？」老媽一臉愕然。

「已經好幾年前了，都只是一些誤會，我幫他把麻煩解決掉，就沒有告訴妳了。」我們在橋底下的單車停泊處停下，那裡放著許多長期停泊的單車，但大部分都已經被人遺棄，有些車身已經出現鏽蝕，或是油漆已經出現大塊脫落的情況。

「老爸，你還記得哪些單車是屬於你的？」我好奇地問。

「屬於我的？」老爸來來回回走了幾圈，始終無法辨認出哪些單車是他的。他看著那些破舊的單車，竟皺一皺眉說：「這些都不好，不是我的，我才不要！」

聽到老爸的回答，忽然有個想法閃過我腦海，我不禁露出一個奇怪的笑容。接著我跟老媽說：「老媽，我們趕快回家，我們要幹一件大事。」

沿途上老媽不停地問我到底想要幹什麼，我讓她先不用心急，因為在這之前我還需要做一個實驗。

第十二章 垃圾收集站

回到家後，老爸便迫不及待嚷著要串珠。老媽說串珠是她們兒時的玩意兒，又或是賺零用錢的東西，不知道老爸為何會突然想起來。老爸最近對串珠的熱愛程度，可以說是達到了沉溺的地步，每天動輒花上七、八個小時安靜坐著串珠。只是在他串好後，他又會把那些手鍊、項鍊一一拆掉，然後再次重新串上。於我來說，串珠實在是無聊透頂的玩意，我不明白老爸的樂趣是從何而來？更不明白他這樣做的目的或意義到底在哪？

這一次，我決定好好地觀察老爸，要從中看出端倪。老爸拿出一盤塑膠彩珠及一捆沒彈性的魚絲線放在桌上，開始認真地動起手來。他串珠的手法十分簡單，可以說是毫無技巧可言，他左手拿著左線，右手拿著右線，然後左線和右線交叉，原來的左線，往右邊，成為右線，原來的右線，往左邊，成為左線，僅此而已。

他串珠的步驟同樣是極其簡單，左線進洞，穿過鄰近已在成體上的珠子，跟著右線穿入新增的珠子，右邊加珠的動作完成後，左線對穿右線加珠的最後一顆的珠子，就這樣不斷重複上述的動作，交叉形成一連串珠子圍成的圈。

只是，老爸串珠的認真及專注程度實在是讓我驚訝，他可以說是完全專心一致、心無雜念地做著這件事，做好這件事。他讓我想到了一群朋友去參加跑步的情景。在跑步的過程中，有些人總會特別在意別人的速度，不是拚命想要超越，就是害怕落後，不斷頻頻看著別人，結果跑得很用力，亂了自己的節奏。很少人可以不理會別人，也不去想結果，只隨著自己的呼吸，用自己的節奏去跑。現在的老爸彷彿是個能相信自己節奏的跑者，輕輕鬆鬆地穩步向前、甚至享受著跑步的樂趣。

這絕對不是一件簡單的事，特別是在這紛亂的世界當中，能夠找到自己的節奏，一步一步穩定地、專注地往前走著，是一件多麼奢侈、多麼困難的事。突然間，我在老爸身上感受到一股強大的力量，那是心理學極度推崇的專注的力量與當下的力量。我不禁為此想得入神。

「你在看什麼看得這樣入神？」老媽奇怪地看著我。

被老媽這樣一問，我忽然回過神來。「我在看老爸玩串珠啊。」

「那有什麼好看的？」老媽不明白地問。

「你沒聽說過，男人在專注做一件事情的時候是最吸引人、最有魅力的嗎？看著老爸串珠，我覺得簡直是一場療癒。」我補充說：「當然從顏值上來說，老爸的確是沒啥觀賞性可言。」

「我都不知道你在胡說什麼。」老媽抓了抓頭說。

「妳可知道老爸現在所做的事，其實就是很多人搶著付錢去學的東西，算是現今最熱門的身心靈課程之一。」我說。

「真的假的？現在的人這麼無聊嗎，怎會淪落到這個地步？」老媽不可置信地問。

被老媽這樣一說，我認真地想了一想。生活在現代社會，確實是滿可憐的一件事，大家要不活得魂不附體，要不就是身不由己。相比起失智後的老爸，他反而能簡單地過生活，並能用心體會生命的每一刻。

「可能人到失智的時候，才會活得像大智若愚那樣。」我有感而說。

老媽聽得一頭霧水似的。「我不跟你說這些有的沒的，剛才你不是說要幹一件大事嗎，那到底是什麼？」

「或者現在正是時候，我們要將長久積存在家裡的那堆廢物清掉，來一次斷捨離大行

動。」我說

「什麼是斷捨離？」老媽不明白地問。

「意思就是斷絕不需要的東西，捨棄多餘的廢物，脫離對物品的執著。簡單來說，就是將沒用的東西丟掉啦，這同樣是時下很多人搶著付錢去上的課程。」

「這個也要付錢去學？不是吧？為什麼現在的人好像很病態似的。」老媽感到不可思議。

「其實老爸就是一個典型的例子，他也病態了好幾十年，只是現在突然清醒而已。」

「但他把那些東西當成是寶貝一樣，每次要他清理，他都沒反應，要不就凶得像想殺人那樣。」

「這個我也知道，每次他都會說：東西還能用啊、丟了很可惜、很浪費啊，早晚會用得上的！但結果，這些東西一閒置就快二十年，絕大部分一次也沒有用過。」

「那你到底想怎樣？偷偷地把他的舊物分批處理掉嗎？」

「不是，我想一次把他的東西全扔掉。」

「這會不會太急進、太冒險啊？」老媽補充說：「我是指我們的生命危險啊。」

「和從前不一樣，老爸不但已經忘記了那堆舊物，更不會再對那些沒用的東西存有任何興趣。妳不用擔心，我會先做一個試驗。」

我從老爸其中的一個儲物櫃中，抬出一箱塵封多年的舊衣物，並放在大廳的正中央。我趁老爸上廁所的時候，故意大聲說：「這些東西是誰的？怎麼又髒又舊！」

老爸停下來看了一眼，不屑一顧似的。我趕緊再問他說：「老爸，這些東西你要嗎？你不要我就拿去扔掉。」

「神經病嗎，誰要這些東西。」老爸說完就直接上廁所去。

我忍不住脫口說出一句：「謝天謝地，老爸你終於清醒，我們終於有救了！」

我向老媽使了個眼色，趕緊一起把那箱東西抬到垃圾站去。然後我們擬訂出一個計劃，務求在接下來的二十四小時內，把老爸所有的垃圾清走。為了完成這個艱巨的任務，我們把阿哥也召回來幫忙。我像回到了從前的警察工作，仔細地清點及記錄需要處理的物品，有系統地分派工作及人手，還特別取了一個行動代號「斷捨離行動」。

「從現在開始計時，直到晚飯前的四個小時，老爸都會一直留在客廳串珠，我們就抓緊這段時間先清理他的房間。我巡視過了，需要重點清理的地方共有四處，包括儲物櫃、床底儲物櫃、床頭收納箱、及衣櫃。晚飯後，我們再分頭清理大廳及廚房的儲物櫃，誓必要把老爸的雜物一網打盡。」我像在做行動簡報一樣。

「那你至少要給我一小時弄晚餐啊。」老媽提醒我說。

「因為實在是太興奮了，差點忘記了大家要吃晚餐。」我笑說。

之後我們便開始行動。我特別設置了好幾個不同顏色的大型籃子，把物品分門別類地放到對應的收集籃裡，物品分為兩大塊四大類，兩大塊是可回收的東西及不可回收的垃圾，可回收又分為衣履鞋襪、塑膠物品、玻璃物品、廚房用品等四大類，不可回收的垃圾則是指那些多年都沒有用過了，又不能回收的廢棄物。我們把整個大廳弄得像是一個大型的垃圾丟棄場。

大概花了三、四個小時，我們就順利把老爸房間裡的雜物全都清乾淨了，經粗略估算，老爸擁有的衣服數量可能是我的十倍之多。期間，老爸並沒有理會我們在做什麼或丟什麼，自顧自地串他的珠，有時候甚至覺得我們妨礙著他一樣。我覺得那真是一個讓人哭笑不得的情景。

晚飯過後，老爸回房間休息，我們則繼續斷捨離行動的第二部分，把老爸東藏西藏的雜物澈底地翻出，那些家用物品的存量應足夠用三年，或同時間供應給五個家庭，只是有一半的物品過了使用期限。

在凌晨兩點前，我跟阿哥把最後一箱垃圾棄置到垃圾站內，我們更索性把儲物櫃及好幾個大型收納箱都一併扔掉，家裡空間瞬間變得大很多，感覺舒服多了。整個斷捨離行動總算圓滿結束。

之後，我邀阿哥一起去吃宵夜。我們在屋邨的冬菇亭大排檔坐下，點了一碟乾炒牛河、爽滑魚皮、椒鹽鮮魷，另外再多加一支冰啤酒。

我癱軟地坐下，喝一口啤酒。「你記得我們上一次一起吃宵夜是多久以前的事嗎？」

「當然記得，已經是二十年前了吧。其實那一次的情況就跟現在差不多，我倆忙著把家裡的家具全都扔掉，完成後就跑到這家店吃宵夜。」阿哥回憶說。

「說起來真的像時光倒流，但又有些像輪迴一樣，二十年前跟二十年後，我們都是做著同樣的事情。」我笑笑說。

「二十年前那一次可慘烈呢！」阿哥不禁也喝一口啤酒。

接著，我們一邊喝啤酒，一邊說起二十年前的那件事。

○　◐　●

事情發生在九月中的一個清晨。正當大家都睡得好夢正甜的時候，阿哥不知給什麼東西突然弄醒了，他感到雙腿又痛又癢，起初以為只是給蚊子叮咬了，但那痛癢感卻比平常的蚊叮嚴重，他只好起床查看究竟。他發現雙腿上出現蟲咬痕跡，布滿了多個紅色斑點，而且奇癢無比。他塗了一點藥油，見情況稍微舒緩便倒頭再昏睡過去。

第二天半夜，我也同樣地不知給什麼弄醒了，我把床頭燈打開，赫然看見牆壁上有兩隻小蟲在爬行，我二話不說便一個巴掌打下去，小蟲被我打得皮開肉裂，白色的牆身還留下了不明的深紅色液體。我發現手臂及背上有幾個剛被叮咬的紅點，從牆上液體的新鮮程度來看，那應該就是剛從我身上吸飽的血液吧。

第二天醒來，我把蟲虱出沒的事情告訴了老媽，發現原來大家都受到了不同程度的叮咬，這刻我們才察覺事態嚴重，心感不妙。就在當天下午，我們決定來一次全屋大清洗，並在房間每個角落噴灑大量的消毒劑。我在老爸的那堆舊物裡，發現了許多死掉的蟲虱屍體，肯定那些蟲虱是從他所撿拾的物件中跑出來的。我們一致要求他把舊物馬上丟棄，可是他死也不肯，還矢口否認是他惹的禍。

老爸狡辯說：「那些物件都已經存放超過十年，一直以來也相安無事，但那些蟲虱卻是最近才發現。」

我當然不敢苟同他的神邏輯，並反駁說：「只要你撿到一件帶有蟲蛋的東西，我們家就完蛋了！之前沒有出問題並不等於真的沒問題，只是僥倖罷了，倒不如趁這機會好好清理一下，只留用得著的？」

我說的那些話，如同家人大部分說的，並沒有真正進入老爸的耳朵，彷彿聲音從我的嘴巴發出後，在空氣中就馬上消散了。我很了解老爸的固執性格，用理性跟他吵架是毫無用處的，要他一次把東西全丟掉更是天方夜譚。

但當務之急，不是要向他說教，或期望他能有所頓悟，而是要馬上解決蟲害的事情。老爸總算勉強答應了清潔他那堆舊物，至於用什麼方法，我們則沒有再去干涉。我跟哥哥及媽媽把所有的床單被褥全拿去清潔消毒，衣櫃、抽屜、牆角也放滿了驅蟲用的藥劑，那天晚上一家人累得只剩下半條人命。

可是蟲害的事情並沒有因此而落幕，應該說，這不過是一個開端。在接下來的一星期，我們還是斷續遭受到蟲虱的叮咬，身上臉上都是一塊一塊的紅斑，沒有一晚好睡過。我們採用過各式各樣的滅蟲方法，用高熱蒸氣燙床和沙發，用過煙霧滅蟲彈燻屋，也用過幾種不同的強力化學滅蟲劑噴灑每一個角落，把該扔的都扔了，但是情況並沒有改善。

我不知道老爸到底是從哪招來如此惡毒的蟲虱，但問過了好些滅蟲專家的意見，結論竟然是：要不就你搬家，要不就把全屋的木製家具及雜物丟掉。真沒想到，一場蟲災竟把全家人弄得快要崩潰，我們有一種被迫得快要走投無路的感覺。經商議後，我們決定把所有能藏蟲虱的東西全都丟棄，包括家具、沙發、床褥、及舊物等，只留下一些必要的生活用品。

當時，我們給老爸兩個簡單的選擇，一是跟那堆千年遺物共存亡，或是跟家人一起重新生活。老爸沒有正面回答，只一邊咒罵，一邊無奈地把東西收拾丟掉。我們能再次好好安睡，已經是一個月以後的事了。

第十三章 我要回家

清掉老爸的舊物後，家裡空間瞬間變大很多，居住環境也大大的改善了，我還在騰空出來的新地方放置了好些綠色植物，感覺就跟搬進一個新的居所沒有分別。而老媽肯定是當中最高興的一個，因為她毋須再花時間整理老爸那些垃圾，節省了很多清潔防蟲虱的功夫，騰出更多時間來好好休息。

我搬回家已經差不多一年了，老爸的日常生活都已經大致安排妥當，只是還有最後一件事情必須處理，我才能安心離開，回到自己原來的生活。

這一天，我們吃過午飯後，老媽突然問我：「你打算什麼時候離開？」

「怎麼了？嫌我煩嗎？這麼快就想要我搬走了。」我故意逗老媽說。

「不是啦，我知道你始終不習慣跟我們一起生活的，你只是不放心我們，才一直留在家裡，但你老爸的情況已經十分穩定，你就不用再擔心，趕快回去過你喜歡的生活吧。」老媽的嘴巴雖然是這麼說，但她的臉上卻流露出一絲不捨的表情。

「這段時間，除了幫妳及老爸，其實我也在寫一本關於老爸的書，或者等我完成後再搬走吧。」我說出一半的原因。

「關於你老爸的？他有什麼值得寫的？」老媽一臉驚訝地問。

「他的人生這麼爛，當然是寫他的糗事啊！反正他現在失智又失憶，即使知道了也不會找我麻煩。」我說。

「你不是說真的吧？雖然他不會知道，但還是不太好吧。」老媽竟真的擔心起來。

「跟妳說笑的，我也沒有這麼壞啦。其實我所寫的，都是關於老爸失智後的正面轉變，從前我很害怕自己會變成老爸那樣，現在卻覺得他活得既自在又幸福，甚至有點羨慕他的生活方式。」我認真地說。

「好像他不能用腦袋後，真的整個人都變得寬容及輕鬆許多，吃飯時認真吃飯，串珠時認真串珠，想笑就笑、想哭就哭。我做夢也沒想過他會變成這樣啊。」老媽回應。

這時，老爸突然從房間走出來，並嚷著說：「吃飯啦，為什麼還不吃飯啊？」

「又吃飯？不是半個小時前才吃過嗎？還是你又餓了？」老媽問。

「不是啊，都還沒有吃，快去煮飯啊。」老爸不斷催老媽說。

「我們才剛吃飽，你看廚房那些碗碟都還未清洗啊！」老媽把他用過的碗筷給他看。

「神經病的，我還沒有吃啊！」老爸堅持地說。

「是啊，我們都還沒吃，現在去幫你弄。」我向老媽使個眼色，要她不要再跟老爸爭論。

「好、好、好，我馬上去弄，煮多一點、豐富一點。」老媽配合地說。

我連忙推老媽進廚房。

老媽輕聲地問：「真的要再煮嗎？」。

「當然不用啦，妳隨便裝一下就是了。」我補充說：「還有妳替我煮點茶吧，我現在去敷衍一下老爸。」

我從冷凍庫分別拿出一包雞翅和一條肋排，並故意拿到老爸面前問他：「你想要吃煎雞翅還是蒸肋排啊？」

「煎雞翅。」老爸回答。

之後我回到廚房，把雞翅和肋排放回冷凍庫去，並吩咐老媽說：「當茶弄好後，妳如常把茶端出來就是了。」

接著我打開電視，選了老爸平日最愛看的無聊劇集，老爸的注意力瞬間就被吸引過來，並看得津津樂道似的。五分鐘過後，老媽把熱茶放到他面前，他一邊喝茶、一邊看電視，完全忘記了要吃飯的事情。

我跟老媽一同回到廚房洗碗，我向她解釋說：「很多時候，老爸是活在一個跟我們不一樣的世界，他的世界並非由客觀現實或邏輯所建構，他只會相信失智大腦告訴他的事情，並主觀地認為那就是唯一的真相。**失智症患者的世界又稱為『減法世界』，意思就是他們會把自己不想相信的東西從現實中減去。**」

「那你為什麼還叫我弄一杯熱茶給他？」老媽問。

「因為我知道老爸每次用餐後，都習慣喝一杯熱茶，這變成了一個很好利用的心理暗示。喝過茶後，他會下意識覺得想要吃午餐的需要得到滿足，不再跟妳糾纏。」

「說到底，就是要我做一個順民吧。他想要什麼，我就表面上滿足或順從他一下，但不需認真做，也不要浪費氣力跟他說道理。」老媽無奈地說。

「妳當老爸是妳第四個兒子就是了。或者妳也可以這樣想，他從一個可惡的臭老頭，變成了一個可愛的笨小孩，妳算是賺到了。」我一邊嘲笑、一邊安慰老媽說。

「我寧願生一塊叉燒，起碼能吃。」老媽也自嘲說。

就在這個時候，我的手機響起來了，我趕緊去接。

「是的，我是他兒子。」我繼續說：「這麼快？好的，我們星期天過來一趟，到時見面再說吧。」之後我便掛斷了電話。

「是誰打來的？是找你老爸的嗎？」老媽好奇地問。

「嗯。這個星期天我們要去一個地方。」我心情有點沉重地說。

○ ◐ ●

來到星期天的早上，為了讓老爸能順利出門，我們一家人決定先到茶樓喝茶。喝完茶後，我們沿城門河畔散步，一路走到一所養老院門口突然停下。沿途老爸只安靜地跟在後面，完全不知道我們要到哪裡，也不知道我們想要做什麼。我按下大閘的對講機按鈕，報上了姓名，電動閘門緩緩從內開啟，駐院社工黃小姐上前迎接。黃小姐把我們帶到小花園坐下，先簡略地向我們介紹養老院的各項設施，然後邀請我們到處參觀。

「這裡是院舍的飯堂，飯菜的味道相當不錯的，每星期也會更換餐單，而且我們還有專業的營養師會根據每位院友的健康及營養需要設計餐單，由於鍾伯是屬於三高人士，我們都會建議他的餐單以少糖、少鹽、少油為主。」黃小姐說。

「但他的飲食偏向重口味，太清淡的食物他肯定吃不慣，甚至會大發脾氣。」老媽擔心地說。

「這一點我們也能理解，會盡量嘗試滿足鍾伯的需要，慢慢作出調整，但始終飲食健康才是我們最重要的考慮。」黃小姐解釋說。

「我明白的，我在飲食方面一直都太縱容他。」老媽說。

黃小姐繼續介紹。「這一邊是院舍的康樂室，鍾伯隨時都可以進來看電視、看報紙，或跟其他老人家聊聊天、下下棋。如果天氣好，我們的物理治療師還會安排院友到戶外做做運動，舒展筋骨。」

「但你們這裡只有一部電視機啊！他平常只愛看一些偏門的老舊劇集，而且人又很霸道，不會理會別人的需要，我怕他跟其他人合不來，甚至很容易跟人吵架。還有，他最大的運動就是下樓去喝茶，其餘的時間都是坐在沙發上串珠。」老媽顯得一臉不安。

「當然院舍的環境一定比不上家裡般舒服及自在，但我們會盡量協助鍾伯適應。有時候他們就像寵壞了的小孩，需要重新教導他們如何與人相處，如何建立一個自律的生活方式，但這方面家人確實很難做到。」黃小姐坦白說。

黃小姐繼續說：「最後，這裡是我們的睡房，一般都是兩人共用一個房間，光線及空間充足，房間內更設有浴室及洗手間。」

「那房間設有風扇或冷氣嗎？」老媽急著問。

「當然有啦，而且他們都可以自由使用的。」

「但那才是我擔心的地方，因為他有個怪癖，就是最討厭人家開風扇或冷氣，不管誰打開他都會立刻關掉。」老媽的擔憂變得越來越多。

「我們偶爾也會碰到這種情況，我們可以嘗試從院友的特性中配對一下，或再想想有沒有其他辦法。」黃小姐要我們放心。

參觀完畢後，我們回到小花園坐下繼續討論。

「總括來說，我們算是區內唯一有專門照顧失智症患者服務的公營養老院舍，不論環境及服務素質，比起那些動輒四、五萬元一個月的私人養老院還要好。只是我們的宿位十分有限，這次是因為排在前面的兩位老人家都突然因急病過世了，所以才騰出了一個空位子。」黃小姐說。

「可以給我們時間考慮一下嗎？」我問。

「當然可以，你們有一星期的時間可以考慮。」黃小姐補充說：「如果你們放棄了這次機會，就需要重新申請，現在的輪候時間大約為四至五年。」

「好的，我們會盡快給妳一個明確答覆。」我說。

「或者我就先不打擾了，你們可以隨便到處走走，或跟鍾伯商量一下，如果有任何問題，可以到接待處找我。」

黃小姐說完就先行離開，留下我們一家人在小花園坐著，只是大家都不發一言，氣氛有點沉重似的。由於我們事前並沒有告訴老爸，所以老爸完全不知道發生什麼事，但即使告訴他，我們亦不知道他到底能理解多少。只是有些事情，該面對的始終要面對，無常從不挑人，萬一老爸的狀況突然轉差，老媽根本沒能力應付。

我決定首先打破沉默，直接問老爸。「老爸，你覺得這裡怎樣？喜歡這裡嗎？」

「不喜歡！這裡不好！」老爸不高興地說。

「你不喜歡什麼？哪裡不好嗎？」我再問。

「總之不喜歡，哪裡都不好！我要回家。」老爸板起臉來。

「老爸，我們只是剛好碰巧來看看這裡的環境，什麼都還沒有決定。」阿哥連忙解釋說。

老爸很想要離開，但是他根本不懂回家的路，所以頓時感到害怕起來。他收起了一貫的壞脾氣，竟拉著老媽的衣袖說：「我想要回家，帶我回家。」

老媽頓時感到難過起來。「好的，好的，我們回家再說吧。」

第十四章 最後選擇

回到家後，老爸沒有說過一句話，他很快便躲進房間裡睡覺，就連晚飯也沒出來吃。接下來的幾天，老爸鬱鬱寡歡的，跟他說話他都不太理睬，整天就窩在房間裡，不肯出來。雖然他還是會出來跟我們吃飯，但都吃得很少，胃口只是平常的一半而已。我大概能猜到老爸的心情，只是他並沒有給我機會跟他說話。老媽看到老爸的情況，不只感到擔心，更有一份深深的歉疚。

這一晚，我們在家裡召開了一個家庭會議，因為明天就是答覆的最後期限。

「老爸從養老院回來後，一直都表現得很沮喪，他應該是極不願意進養老院。」阿哥說。

「他是不是在生我們的氣啊？」老媽自責地說。

「當然也有這個可能，但這是個現實問題，我們遲早必須要面對的，只是沒想到老爸的反應會這麼大。」我說。

「但現在好像沒有這個迫切需要，老爸的自理能力仍算不錯，我們也還可以應付啊。」阿哥說。

「但失智症惡化起來可能十分地快速，而最大的問題，是我們根本沒能力提供合適的照顧給老爸。老爸在家的飲食並不均衡，血糖及膽固醇依舊超標，而且他也嚴重缺乏運動，作息也不定時，再這樣下去，我擔心他的身體及大腦會快速退化。我們愛他反而害了他。」我直接把我看到的問題說出來。

「這些我也知道的，所以我也用盡方法去勸他及哄他，但他就是不肯聽，有時還會大發脾氣，所以我也拿他沒辦法。」老媽無奈地說。

「這是正常的，就如黃小姐說，想要調教失智症患者，家人一般是很難做到的，妳看老爸就從來不敢反抗那些醫生及護士，只會嚇唬我們。而且養老院有醫生、營養師、物理治療師及看護，他們的照顧肯定比我們專業。」我理性地說。

「就算養老院有再好的照顧，但老爸肯定是不會習慣、不會開心的，而我更加擔心的，是老爸會以為我們不想要他了。」阿哥反駁說。

「我也覺得把他送進養老院，好像很可憐的，他那身體也不知道能再活多久。」老媽不捨地說。

「老媽，我下個月就搬走了，我真的怕妳一個人應付不來。加上妳患有紅斑性狼瘡，身體情況才穩定不久，如果壓力太大或太過操勞，妳的病很容易會復發，情況甚至會比老爸更糟。」我把我的憂慮說出來。

「你兄弟倆就不用擔心我了。其實我也不想連累你們，到時候我就跟你老爸一起進養老院吧。」老媽說。

「老媽，我們不是這個意思。」阿哥拍拍老媽的肩膀說。

「時間都不早了，阿哥明天還要上班，我們之後再說吧。」我感到再說下去也不會有結果。

之後我送阿哥到車站。

「其實我也猜到，你考慮送老爸進養老院的原因，是因為老媽。」阿哥突然對我說。

「我在家住了差不多一年，這段時間我清楚體會到，要照顧一個失智症患者其實一點也不簡單，而且要比想像中吃力很多。老媽現在能應付，可能只是一個短暫的假象，我怕她的身體很快會被拖垮。」我坦白承認。

「除了養老院，真的沒有其他辦法了嗎？」阿哥問。

「其實我有提議過請女傭，但老媽一聽到女傭就板起臉來，打死也不肯。這點我倒能理解，因為老爸之前那些不三不四的女人，全都是女傭來的，所以老媽會心存芥蒂。」

「這個我也知道，只怪老爸自己造下惡端。」阿哥搖搖頭說。

「還有，我也不可能放棄自己的生活去照顧老爸，不是因為我還生他氣或討厭他，而是我覺得活著不應該是這樣。為了別人而犧牲自己，最終只會吃力不討好，誰也不會感到幸福，所以我並不認同這種生活方式。」我說。

「你是指老媽吧，她就是一直為了我們，而犧牲自己的幸福。」阿哥回應說。

「對啊，我從小就渴望老媽可以離開老爸，過自己想過的人生，勇敢追求自己的幸福。可是，她卻說是為了我們，才會留在這個家，一直忍受下去。每次聽到老媽這樣說，其實我並沒有幸福的感覺，相反我感到很無辜、很痛苦，我不想成為別人的重擔，也不想別人把我當成是包袱，因為這樣會讓人活得很沉重。」我說。

我突然想到了小時候做過的一個夢境，因為夢境情節實在是太真實，所以就留下了很深的印象。

在夢裡，我看見一個白衣少年身處在一道昏暗狹窄的樓梯間。這個樓梯是從地下深處延伸出來，下面陰森森的漆黑一片，就好像是通往地獄一樣。樓梯兩旁並沒有扶手，樓梯寬度只有不到一米的距離，所以僅能容納他瘦小的身體通過。在樓梯的頂端，有微弱的光源滲出，那裡看來像是唯一能逃生的出口，白衣少年只有一直往上爬。但是少年的身後，背著一個跟他肩膀一樣寬的背包，雖然不知道裡面放了些什麼，但看起來非常沉重。他想要卸下背包，但尼龍肩帶已深深陷進他的肩膀，和皮膚完全融合起來了，沉重的背包已成為他身體的一個延伸。

白衣少年垂下頭、彎著腰，靠著一雙弱小的細腿拚命往上爬。他大口大口地喘著氣，也不知道究竟是爬了多久，少年終於到達樓梯的頂部出口。那裡有一道鐵門，鐵門已經出現明顯的銹蝕，但是門鉸仍能夠暢順地轉動，只需稍微用點力，門便被推開了。少年穿過鐵門，最後到達的竟然是一處絞刑臺。他才突然明白，那個背包只是為了增加垂吊時的重量，而特別縫製在他身上的。正當他感到無比的絕望、害怕之際，一隻大黑鳥突然從天空飛下，把天臺的水泥地啄得崩裂，他就這樣掉了下去。

阿哥拍一拍我的肩膀，讓我回過神來。他看著我說：「我能明白你的感受，因為我們都是這樣長大的。」

「也許是這個緣故，我不希望老媽再一次犧牲自己，她一輩子都沒有為自己好好活過，這樣對她太不公平了。」

「現在真是一個兩難的局面，到底是要犧牲老媽晚年的幸福？還是要斷送老爸最後的安逸？好像兩者就只能選其一。」阿哥也感到頭疼。

「但我知道老媽一定會選擇犧牲自己，背負起這個責任，寧願自己一人受罪。」我說。

「老媽這樣選，可能是因為打從心底她捨不得老爸呢。」

「應該說，你們兩個都打從心底捨不得老爸，亦不可能忍心把他送進養老院。」

「或者你說得對，我跟老媽都太單純地希望，老爸可以開開心心地渡過他僅餘的最後歲月，所以我們都忽視了很多實際的問題。」阿哥回應說。

「面對生命無常，大家都像在跟命運賭博一樣，你們寄望最好的將會發生，Hoping for the best，而我則跟你們相反，我在為最差的情況作好準備，Planning for the worst，但也許我們都錯了。」

「我們都錯了？這到底是什麼意思？」

「人生就是一場又一場的選擇相加起來，但最難的並不是作出選擇的瞬間，而是如何好好活在選擇裡。但無論你選擇什麼，都一定會有後悔的感覺，不管是後悔你現在所選擇的，還是後悔你沒有選擇的，因為人生本來就不盡如人意，本來就無常不可測，所以只能選擇後悔什麼。這就是人生。」

「問題是誰來做這個選擇？」阿哥問。

就在此時，阿哥等待的八十八號巴士緩緩駛來。看著巴士停在我們的面前，我相信這就是上天要給我們的答案。

「不是你、不是我、也不是老媽，是老爸他自己。這是他的人生，必須由他親自作答，並作出最後選擇。」

「那他的答案到底是什麼？」阿哥臨上車前轉身問我。

「**好好活在當下，我相信這是他的最後選擇。**」我回答。

忽然間一陣清風吹來，我感到腦袋清晰無比。一個失智者最後所能做到的事，竟然是「活在當下、盡力地與自己連結」，這不就是心理治療的目標嗎？不就是一眾身心靈修行者渴望所能做到的事情嗎？但到底他們是如何做到？我想世上也不可能有一個失智症患者能出來說明，因他們已經不再具備這個能力，甚至他們早已忘了自己是如何做得到的。

只是，我卻從我的失智老爸身上看到答案。

結語　我不再害怕有一天會變成你

曾經，我認為老爸送給我最大的「禮物」，大概就是一個不快樂的童年及成長過程，這就如海明威說過：「不幸的童年是作家的搖籃」。身為一個作家，我對這一點倒是十分贊同，也許因為成長於不幸，人才會學習得更快、變得更加獨立與堅強。

老爸罹患失智症已經七年了。雖然我跟老爸一輩子都沒有親近過，甚至一直很想把他從我的記憶裡刪除，但沒想到他卻率先把我刪掉了。患上失智症後，他的腦袋就如被蟲所蛀蝕一樣，變得空洞洞，自己跟自己一點一滴地失去連結，身體明明還存在這世界上，卻變成了一具失去靈魂的空殼。有時候，我會想老爸也真是夠絕的，做錯這麼多事不但不用負責，也從來不道歉、不改錯，最後他連跟你和解的機會也不給你。

「最後，我會變成你嗎？」

這原本一直是我心裡最害怕的一件事，因為我的身體流淌著老爸的基因，所以很擔心自己也會變成他那樣的人。但是自從他患上失智症後，我卻看見了一個完全不一樣的老爸。因為記憶力的倒退，老爸只能擁有金魚般的短暫記憶，過去的恩怨情仇，他一下子便放下了。他剩餘的認知能力，令他在任何時候只可以把一件事做好，又或者把兩件事情搞砸。看著他吃飯時認真吃飯、看電視時認真看電視、走路時認真走路，我忽然明白到何謂一心一用、活在當下。隨著思考能力的瓦解，他不再因為缺乏安全感或介意別人看法而甘願做牛做馬，他就只顧自地做回最真實的自己，過一天、賺一天，珍惜當下擁有的一切。

我相信在往後的日子，老爸的情況將會越來越差，不管是在照顧上或是在心理上，我們的負擔都會越來越重，困難亦只會越來越多。

陪著病人一起「往下走」，其實是需要莫大的勇氣，而且跟病人靠得越近，所需要付出的愛與包容亦越大。作為一位兒子，我要對老媽一直以來為家人們所作出的無私奉獻致以十二萬分的謝意。老爸這一生真正的幸福，其實並不在於他失智後的轉變，而是在於他遇到了一個始終對他不離不棄的親人。如果你問我，什麼是我一生中聽過最幸福的話，我會馬上回答你，就是在任何艱難的時候，老媽都會握著家人的手，對我們說：「沒關係，放心，我都在。」

後記 未完的故事

終於，來到了新書發布會的這一天。

我想像自己站在臺上，跟大家介紹我的新書《最後，我會變成你嗎？》，我還特別邀請了老爸前來參加，但我不知道，到時候他還能聽懂多少。但不管他最後能否聽懂，有一件事我必須要做的，就是在發布會結束後把他帶回家，一家人好好吃飯。

我把我跟老爸的這段經歷寫出來，並不是為了要跟他來一場大和解，又或是為了要解開自己多年來的心結。老爸讓我明白一個道理，原諒別人其實是要放過自己，如果你連原諒別人的需要都忘了，那心結早就已經不存在，根本不需要解開。在我的印象中，我從來沒有送過一份禮物給老爸，但如果要我選，我希望能把不一樣的生命意義賦予到老爸的人生上，以他的生命影響更多的生命。這是我這個逃避了他一輩子的兒子，唯一能送他的禮物。

老爸的失智症對我們來說，除了是一個悲劇，也是老爸用他的人生經歷去為我們上的最後一堂課，這是一堂比哈佛大學更厲害的「幸福學必修課」。我希望把老爸的生命轉化成一盞路燈，帶給別人一點亮光，讓大家在患病或在生活的路上得到一些啟示與方向。同時間，我也希望社會能對失智症多一點認識，少一點歧視與偏見，把失智病人當作是一個人，而不是一個病。**失智者只是腦袋不靈光，但心還是活著的，而且就如小孩般純真可愛。**

老爸，最後我能像你那樣，每天努力地跟最真實的自己連結，活好每一個當下、過好每一天嗎？

鍾灼輝——著

最後，我會變成你嗎？

失智老爸教我的幸福必修課

最後，我會變成你嗎？：我的麻煩失智老爸；最後，我會變成你嗎？：失智老爸教我的幸福必修課／鍾灼輝著 . -- 初版 . -- 臺北市：時報文化出版企業股份有限公司 , 2022.03
272 面；14.8×21 公分 . --（VIEW 系列；113）
ISBN 978-626-335-034-2（平裝）

1. CST: 失智症　2. CST: 健康照護　3.CST: 通俗作品

415.934　111001553

ISBN 978-626-335-034-2
Printed in Taiwan

目次 Contents

理性腦

作為一個認知心理學家，
這是一段我用左腦所寫成，
關於我與失智老爸的真實個案。

前言
幸福必修課

作為一位認知心理學家與催眠師，老爸一直是我不敢觸碰的個案，亦是我一生最大的陰影。我跟老爸對事情的看法相差十萬八千里，要不是雙方的認知處在兩條平行線上，就是我倆是活在兩個平行時空裡。多年來，光是為了替老爸脫困，擺平他的麻煩，我就多次用上了警察、催眠與犯罪心理學的知識及專業。

但如果說世界上沒有一個人是多餘的，也沒有一種人生體驗或經歷是不必要的，那老爸的生命價值到底是什麼？一個個性和思維都如此僵固的人還能夠改變嗎？

心理學清楚說明了一件事，就是人是很難主動做出任何改變的，因為潛意識有一種惰性，喜歡維持現狀，不管現狀是好是壞，人都傾向抗拒改變。人之所以會改變，往往是迫於兩種情況，一是所處的環境發生了巨大變化，又或是自己生命中發生了重大的不幸事件。至於所謂的不幸事件，總離不開「生、老、病、死」，不管是發生在自己還是親人身上。

只是萬萬沒想到，老爸人生轉變的契機竟然是來自他的失智症。老爸隨著失智的時間越長，人反而變得越來越輕鬆，活得越來越快樂。看著老爸的轉變，我感到萬分的驚訝及好奇，到底為什麼一個人要等到失智時，才反而能夠活得像充滿了智慧一樣？到底為何一個人明明看似糊塗時，卻變得像突然覺醒了一樣？

老爸從沒有教導過我任何做人的道理，從他身上，我幾乎沒有學到什麼正面或有價值的東西。但此刻，老爸卻彷彿在用他的最後生命與患病經歷，替我上一堂比「哈佛幸福課」更厲害的人生幸福必修課……

第一章
我的野蠻老爸

老爸不是地球人

從沒想過有一天，老爸會成為我的個案，而且是最難搞的一個案主。

如果要我簡單地形容老爸，我會說他是個超典型的「火星男」，他患有某程度的「偏執型人格障礙」，而且潛意識裡住著一頭凶猛的「情緒怪獸」。

首先談談什麼是火星男。

不管在哪種社會文化中，男性一般都傾向於不直接表露自己的真實情感，相較於女性，男性一直是隱藏較深的動物。之前有一本書《男人來自火星，女人來自金星》，就是談論兩性在價值觀、思維模式、與情感表達上存在非常大的差異，社會文化將男性劃分為是理性的，趨向展現權力、能力、成就、獨立自主等價值，而女性則成了感性的象徵，著重愛、柔順、情感、和諧關係等價值。如果男女雙方想要建立和諧的關係，就得先了解彼此的處事手法及

溝通方式，否則再多的努力也只是徒然。

該書的作者約翰·葛瑞本身是一名心理學博士，也是國際知名的兩性關係研究專家，他指出男人和女人基本上是說著兩種不同的語言，在情感的需求上也大不相同，所以雙方像是來自兩個不同星系的生物。火星男有一個奇怪的「洞穴機制」，在面對困難的時候，他會選擇躲在自己的洞穴中，獨自思考問題，專注尋求解決的方法。在這個過程中，除非他需要幫忙，否則不會對他人說出困擾的事情，也不喜歡去找人分擔他的問題，因這牽涉到他的自尊及自我價值。直至找到了解決方案，他便會精神飽滿地走出洞穴，恢復成原來的那個模樣。

相反地，金星女卻存有一個「分享機制」，在遇到困難或煩惱時，她最希望的是找到信任的人分享，坦白地分享自己沮喪、無助、困惑的感覺。對金星女來說，分享問題才是愛與信任的表現，而非一種負擔。她不以有問題為失敗的表現，她的自我及自尊並不是建立在成就或能幹之上，她更著重的是愛與坦誠的關係。當她與人分享感覺及問題後，即使沒有找到解決方法，也能馬上感到舒緩及滿足。

火星男的語言都是實務性質的，主要用來傳遞信息或表述事實，而金星女的語言更多是在表達情感，她們需要的是一個分享對象。上述的例子不但說明了男女的大不同，

更清楚指出男人其實在溝通能力及需要上，都懷有某程度的先天缺陷。這些缺陷可能是出於文化的塑造、社會規範的壓制、又或是內在的價值差異，但卻造成了他們在溝通上的重大障礙。而男人的洞穴機制，說穿了其實就是潛意識中的一種自我保護行為，但在保護自己不受傷害的同時，也往往把別人隔絕於外，令溝通變得異常困難，甚至形成溝通上的惡性循環。

在我的記憶裡，老爸擁有差不多所有火星男的特質，而且他所挖的洞穴更要比一般人深，不只是困難或煩惱，就連一般的生活瑣事，他都鮮少向家人透露。基本上，我們並不清楚老爸平常都在幹什麼或想什麼的，除上班以外，他的社交生活可算是十分貧乏，沒有幾個談得來的朋友，跟同事的關係也是十分疏離。即使在跟人交談，我發現他總是在自己覺得安全的無聊話題上打轉，論調都是重複及呆滯，所以我們一家人都不太喜歡跟他談話。他的沉默寡言與不聞不問，都成了我們父子之間無法有效交流的障礙，我們的距離就是從那時候開始建立起來的。

到我上了中學，家裡的沉默氛圍並沒有改善，相反地，本來安靜的環境卻增添了許多的爭論與吵罵聲。老爸常把生活迫人這句話掛在口邊，也許是因長期受著生活的各種壓迫，他的個性變得越來越偏執。老爸會把自己遇到的一切困難都歸咎於命運和別人的錯誤，把社會和外界對自己

的不利都看作是不公平，但對自己的缺點或不足卻好像無所覺察，不面對現實也不努力改正。那個時候，不要說跟老爸溝通，就連跟他和睦相處也讓家人感到困難。

我們跟老爸說話時都會特別小心，因為他很敏感，嫉妒心也強，很容易就會胡思亂想。例如當老爸聽到我們在誇讚誰的家很漂亮時，他就會誤以為我們在埋怨自己的家很窮很醜，彷彿我們是在拿他的失敗跟別人的成功作比較，甚至是在譏諷他或看不起他。他會大發雷霆，說我們都是貪慕虛榮的一族，小則破口大罵，大則還會亂砸東西。曾有好幾次，家裡接過老爸公司及警局打來的電話，說老爸跟人爭吵及打架，雖然最後都能和解了事，但他卻因此被迫換了好幾次工作。

在我逐漸長大的過程中，老爸從一頭沉默的牛變成了一隻全身布滿尖刺的刺蝟，但他的尖刺只是用來保護自己脆弱的情感，只要一碰到不高興的狀況，譬如與老媽爭吵、我們不聽話、或抱怨生活時，他很容易就會爆發激烈的情緒。這種單向式的情緒宣洩，並不等同他願意向人表達真正的內心感受，他只是在宣洩怒氣，釋放自己的壓力，他從來就沒有意願與旁人建立真正的情感連結。老爸的偏執思維帶有極強的攻擊性，彷彿變成了一種冷暴力行為，它不但將我們父子間的溝通徹底堵住了，更加深了我們的衝突，令我倆的關係陷入一種惡性循環。日子久了，我跟老

爸說的話已變得越來越少，很多時候為免誤觸「地雷」，我都寧願採取少說少錯、不說不錯的態度，我跟他的關係更像是住在同一屋簷下的陌生人。

當我在大學念病態心理學時，我幾乎可以肯定老爸患有某程度的「偏執型人格障礙」。所謂偏執型人格障礙，就是一種以「猜疑」和「偏執」為重要特點的人格障礙。這種人很難從理性及客觀的角度認識自己，為人十分固執，聽不進別人的批評及意見。因為好勝心及自尊心過強，他們很怕面對或承認失敗，並常將錯誤歸咎於別人。同時間，他們猜疑心也重，總對別人存有戒心，認為別人都是居心不良的。這種人在家裡很難和家庭成員和睦相處，在工作場所或社交場合也難與同事及朋友和諧地交往，很容易跟人爭辯，甚至發生不愉快的肢體衝突。這種情緒不成熟的人，從來不會好好說出自己的感受，他們會無聲地透過「情緒感染」傳遞給你，讓你也跟著不開心。

那種感覺應該怎麼形容呢？他就像一股強烈低氣壓，能將四周的空氣都拉扯下來，令你舉步維艱、渾身不自在。那份沉重其實是一股負能量，主要源自他的負面思維與情緒，他的情緒管理能力可算是奇差無比，像一座極不穩定的活火山，讓周遭的人一直像是生活在暗無天日的幽暗深淵裡。我常常懷疑在他的潛意識裡，其實住了一頭情緒怪獸。

情緒會長成怪獸

有關情緒怪獸，我曾聽過一個這樣的故事：

在一座金碧輝煌的皇宮裡頭，住著一個聰明的國王。有一天，國王因為外出狩獵，離開了皇宮。一隻不知從哪裡來的怪獸趁著國王外出時，突然出現在皇宮的門口。皇宮守衛把牠攔下來，用長矛指向牠，不許牠進入。怪獸不聽話，就是想要進入皇宮參觀一下，怎麼樣也不肯離開。守衛不只拒絕牠，更辱罵與嘲笑牠，說牠樣子奇醜無比，不但汙染了整個皇宮，就連呼吸皇宮的空氣都不配。

沒想到怪獸像海綿一樣，將守衛那些難聽的辱罵全部都吸收進身體，體形逐漸變大，而且更加孔武有力。守衛越是抵抗，怪獸就越是強大，最終怪獸把守衛推倒，破牆而入。皇宮裡的人對牠越害怕，牠就變得越凶惡，很快控制了整個皇宮，並坐在皇位上賴著不走。

此時，國王回來了，他並沒有敵視怪獸，也沒有像士兵一樣驅趕牠，相反，國王給予牠禮貌的對待，並熱情地對牠說：

「很歡迎你，你需要什麼幫助嗎？如果你肚子餓，廚房裡有豐富的食物；如果你要洗澡，可以在我的浴缸裡洗澡，那裡很舒服的！」

國王對怪獸的接納與寬容，發揮了神奇的魔力，怪獸並

沒有如之前那般地變大，反而是逐漸地變小，最後小得像一隻玩偶一樣。這時，國王已經可以輕易打倒怪獸，但他卻沒有這樣做，只對怪獸說：「如果你願意，你可以一直待在這裡。」

怪獸聽到後，就悄悄轉身告別了，皇宮又再度回復原來的寧靜。

故事中的怪獸其實代表了被我們所壓抑的各種情緒，而皇宮就是我們的潛意識。這些情緒一直深藏在潛意識裡，雖然不為清醒的顯意識所知曉，但卻會主導著我們的行為與選擇。由於每個人的成長經歷與個性特質不同，所以在潛意識裡滋生出來的情緒怪獸也不一樣。

如果，你的成長過程中充滿了被拒絕、被否定的經驗，而你又是一個缺乏自信的人，那麼你的潛意識裡就會凝聚出一隻「犰狳怪獸」。犰狳是動物界有名的膽小鬼，只要遇事或碰到危險，便馬上把自己包裹起來，像個硬皮球一樣，躲進自己的硬殼裡逃避。你的恐懼與焦慮就是犰狳怪獸的食糧，你越壓制它，就會讓它越壯大。你會逐漸被它操控，變成了它的傀儡。在日常生活中，你表現得怕事怯懦，缺乏安全感，從不敢主動追求喜歡的異性，因為總覺得自己不夠好。工作時，你不敢拒絕別人的要求，也不敢爭取機會，更常常害怕做錯事，害怕失去工作。

如果，你從小就受到不公平對待，總是被忽略或打壓，

而你又是一個個性急躁的人，你的不甘心、憤怒、與妒忌等情緒很容易會滋生出一隻凶犬怪獸。面對不公平的人事物時，你會控制不住地發脾氣或感到莫名的鬱結，在感情關係中總是想去占有或操控伴侶，並將工作伙伴看成是競爭對手。

不管是長成什麼樣的情緒怪獸，它們的成因都是因為我們沒有好好面對及處理負面的情緒。每當遇到問題時，我們都習慣盡力地控制情緒，讓它不要爆炸或極度低落，但越是害怕表達自己的情緒，就越容易變得情緒化。情緒是不會因為我們的壓制而消失，相反地，沒有妥善處理的傷痛經歷或負面經驗，更會產生雪球效應，一直積存滾大，只要一個小小的導火線，便能引爆一座座的情緒火山。

由於我對老爸的成長與經歷一無所知，所以我一輩子都不會知道他的情緒怪獸是如何長成的。

第二章
情緒勒索者

當情緒怪獸變成勒索者

情緒怪獸的行為顧名思義是以情緒主導，自身情緒不穩固然是一大特徵，他們的另一癖好是喜歡對別人進行情緒勒索。情緒勒索（emotional blackmail）一詞是由美國心理學家蘇珊・佛沃（Susan Forward）提出，可以算是一種操控他人行為的手段或權術。勒索者會利用恐懼、責任、與罪惡感，影響他人的選擇或決定，迫使對方屈服及順從。情緒勒索可以存在於任何一種情感關係上，包括父母子女、親密伴侶、上司下屬、或是同事朋友之間，只要距離越近、關係越深，發生的機率就越高。特別是在華人社會，情況更是嚴重，因為華人文化有根深柢固的儒家思想及對權威的尊崇。

情緒勒索在家人或情侶相處中隨處可見，而且常常很細微，並能以多重方式展現。你不妨檢視一下自己的親密關係，發現是否有不管怎麼努力回應對方的需求，卻總是滿

足不了對方，或達不到對方的期望，自己感到吃力不討好，越來越疲倦，自我價值感也越趨下降。我發現老媽在老爸面前，就特別容易出現這個現象，而我因為選擇盡量逃避老爸，所以被他成功勒索的機會相對少很多。

情緒勒索者喜愛使用的招數，一般也離不開一哭、二鬧、三上吊。老爸會慣性地向老媽提出需求，一旦發現老媽不願意依從時，便會使用一些方法，貶低她的性格、能力或判斷力，讓她感覺自己「有問題」。由於老爸常處於較權威的位置，他的否定具有一定的殺傷力，容易讓老媽懷疑自己的感覺是不對的。老爸除了極力說服外，也會美化自己的需求，他常常這麼說：「我這樣做都是為你們好的」、「我這麼照顧你們，你們居然不聽我的話」、「你不按照我的方式去做，難道你覺得我都是錯的」。這些話的背後目的，都是要引發老媽的罪惡感，放大她讓別人失望、自己很不應該的感覺。

以下是一些常會聽到的情緒勒索話語：

情人：「我這麼做都是因為太愛你！」

伴侶：「你不照我的方式做，因為你不愛我嗎？要不我們分手算了。」

父母：「你要是一意孤行，我們就斷絕關係！」

老婆：「如果你今晚不來，我就死給你看！」

老公：「沒關係，我也可以去找別的女人。」

朋友：「連你都不幫我，枉我當你是朋友，那由得我自生自滅吧。」

老闆：「要是你不聽我的，我就讓你在公司活不下來。」

很多時候，老媽為了息事寧人，為了維繫與老爸的關係，只能答允他的無理要求。但只要一次被勒索成功，勒索者將會得寸進尺，跟你越要越多，逐漸形成一種共同依賴的互動關係。久而久之，被勒索者會越來越懷疑、甚至否定自己的判斷，開始忽略自己的感覺，對自己將越來越沒有信心，並越來越需要他人的肯定。這好比是一種慢性洗腦過程，只要按照老爸的方式與標準，我們就是孝順、就是好的。如果我們依然不就範，老爸會進一步做出明顯的威脅，當然不是要把我們殺掉，而是威脅要剝奪我們在乎的東西，讓我們感覺焦慮與恐懼。大部分人的死穴都是安全感，包括對生活所需、對關係、對工作的安全感。

只是老爸並不明白，透過勒索手段換回來的絕不是愛，而是害怕與傷害。若要留住家人的心，更非單靠強勢去支配家人。

至於什麼樣的人最容易陷進情緒勒索的關係裡？心理研究指出，勒索者通常在成長過程中都曾經歷過情感缺失的遭遇，如被遺棄、被欺騙、被欺負等，因而形成自我中

心，缺乏同理心的性格特質。他們習慣把自己的感受「投射」（projection）到別人身上，因為覺得自己不值得被愛、怕會失去這段關係，所以用一些威脅的方式，想要綁住兩個人。

至於被勒索者，一般都會擁有「關係依存型自尊」（relational contingent self-esteem），他們一直想當好人，習慣自我懷疑，而且過度在乎別人的感受，並一直希望得到別人的肯定。由於對自己沒有自信，在關係中又缺乏安全感，常會為愛、為工作、為重要他人，變得患得患失。別人求助時，他們無法拒絕不合理要求，覺得自己有使命幫他們解決問題。當拒絕別人時，又會感到不好意思及內疚，無法鼓起勇氣捍衛自身權益。

你可能會問：「為什麼我們沒法拒絕別人？」說到底，這是因為我們都慣性把焦點放在別人的需要和情緒上面，而忽略了自己，又或是我們重視這段病態關係大於真正的快樂。情緒勒索之所以存在，是因為兩個缺乏安全感的人，同樣不為自己的情緒負責，不尊重自己的感受，互相在苛索取暖。

很多時候，你無法幫忙，根本不是你的錯，你不需要每件事都給出一個「正當理由」，我不想要、我不喜歡，已經是最好的理由，不需要為討好他人而勉強自己。如果事情不在你的能力範圍，你沒法做到；同樣地，如果事情不

在你的責任範圍，你也沒有義務。每個人僅應該對自己的人生負責，你的人生目的，不是滿足別人的需求，而是滿足自己的需要。在不侵害他人權益的前提下，請把自己的感受放在第一位，並重視自己的需要。

「我不喜歡別人擅自翻我的手機，讓我覺得不受尊重。」

「很晚了，我習慣早睡，我想要休息，改天再說吧。」

「這是我的私事，我不想談，可以聊聊別的嗎？」

另一方面，我們需要為自己訂立出清晰的情緒界線（emotional boundary），不需要事事解釋，也不用道歉自己沒做的事。當有人侵犯自己底線時，不要忍氣吞聲，要學習 Say No！為自己說「不」，向情緒勒索說「不」，做一個對自己負責的人。若自己都不保護、不愛惜、不尊重自己，還有誰會？

你必須明白，即使你盡了最大的努力，作出了最大的退讓，你都沒法修正或改變別人。老爸讓我明白一個道理，就是**改變自己是神，改變別人是神經病**。我只能控制自己的反應，從自己這邊切斷病態的迴圈，情緒勒索的戲碼就演不下去。所以盡量遠離、甚至不要和勒索的人連結，並多接近愛你、支持你的人。只有在健康的關係裡，彼此才會找到真正的快樂與自由。

失智後的情緒怪獸

然而，直到老爸罹患失智症後，他潛意識裡的情緒怪獸開始變得不一樣了，像出現了某種基因突變一樣。雖然他的情緒依然是一觸即發，而且比之前來得更快、更凶，可以說他的喜怒哀樂更加沒有掩飾、毫無保留地表露人前，他甚至完全不理會情境場合，也不在乎你到底是誰。只是在情緒過後，他卻能秒速恢復平靜，有時候甚至可以瞬間變臉，一秒前明明還在生氣，但坐一會兒，又或看到電視上的無聊搞笑節目之後，便馬上笑得合不攏嘴。他完全不懂記仇，不管是開心事或不開心事，他都可以立刻放下，當然這跟他萎縮的記憶能力也有關係，因他只剩下有如金魚般的當下記憶。

雖然老爸於情緒上的不修飾、不妥協，有些時候也會令我們陷進難堪或尷尬的局面，但是我反而更喜歡現在的他。他好像變回了一個小孩，他的哭與笑都是真實的，他的內心與表情都是一致的，你不用再去猜度、也不用去算計他在想什麼，不用再擔心他所說的話是否真心。跟老爸這種相處及溝通方式，我覺得既舒服又自然，至少我知道即使他的情緒又來了，一下子便會沒事，再凶猛的情緒怪獸也只是一閃即逝。

其實，人生中有很多事情是無法被解決、甚至是不需要

被解決的，就像生老病死或無常幻變，我們要做的可能只是坦然地「接受」。但是接受不等於沒有情緒的出現，在接受的過程中，我們要學會從自己的不幸或忿忿不平中抽離，觀照覺察內心出現的各種負面想法與情緒。嘗試保持輕鬆的心情，把負面的思緒當成是天空中的一片烏雲，不抗拒也不逃避它的到來，然後讓它悄悄地隨風飄散。

你可以選擇不被烏雲牽著走，不受它吸引進而使它形成暴風，內心真正的原貌，其實是那片無盡的廣闊天空。所以真正能夠傷害你的，不是情緒本身，而是你對於情緒的反應。當人在意於任何一個念頭或情緒時，便會把它捉緊，為它注入營養，讓它複製並茁壯成長。所以一念可以輕易形成一個漩渦，把人牢牢地綑綁其中，正所謂一念天堂、一念地獄。

老爸瞬間放下情緒的能力給了我很大的啟示，我想到從前修行時所學的正念呼吸，忽然間，我明白到什麼才是真正的「念念起、不為念念綁」，看來老爸真的做到了。也許，我們天生就習慣伸手去捉緊眼前的東西，不管那是念頭想法又或是情緒感受，想做到輕鬆放手，恐怕是說易行難，因那才是我們的本性。正念呼吸法強調的，是不要去伸手捉住任何念頭，改成捉住我們的呼吸，因為呼吸是一個與生俱來的東西，是活在當下的最大證明，並沒有好壞之分。透過捉緊這個中性的生理過程，我們便沒有空去胡

思亂想、或記掛任何情緒。

但想深一層，即使我們好好捉住了呼吸，我們有做到真正放手嗎？或只是捉住一件比較「好」的東西而已？我們根本沒有學懂真正放下。眼前的老爸，他竟然可以輕易做到不執著、馬上放下，不管是什麼念頭想法，對他來說都是一樣。

那不是比我們的觀照呼吸更加超脫嗎？像他那樣，只需坐著，連呼吸也不用關注、也不用捉緊，就已經可以做到不為念念綁了。Just Sitting…

第三章 卡普曼戲劇三角

「拯救者－被害者－加害者」的三角循環

從小我就喜歡看電影，如果可以的話，一星期最少進電影院一次，隨便看看什麼樣的電影都好。我之所以喜愛看戲，是因為電影世界有著無限的可能，我可以到達不同的時代、遊歷不同的地方、幻化成不同的人物，而我所追求的浪漫與公義亦往往只能在電影中找到。只要穿越那道厚重的戲院大門，我便能從現實世界中抽離，從我原有的生活、原來的家庭中抽離。我很喜歡這種短暫的抽離感，就算是一瞬間也好。

常說戲如人生，人生如戲，比起虛構的劇情，雖然人生更富戲劇性，但大部分的人生劇場都是枯燥乏味，更甚者，大部分的人都只被分派到一個又一個的爛角色。以我們家為例，老爸跟我們每天彷彿都在上演一齣肥皂鬧劇，家庭成員輪流扮演著加害者與被害者的角色，這種人生戲碼既無意義又沒完沒了。

老爸在跟我們吵架時，總會說自己為了這個家付出了多少，要不是他一生勞心勞力、省吃儉用，全家人哪有屋住？哪有飯吃？他深信自己是家中的拯救者，所以不能理解為什麼我們對他毫不感恩，而且還要事事跟他對著幹。有時候，他甚至認為即使他有犯錯，但他的功勞遠比過失大，所以我們不應該斤斤計較。在老爸眼裡，他深信自己才是真正及唯一的受害者，我們則成了加害他的人。在我們眼裡，坦白說，我們不是沒有看見老爸的付出，但是不管他為這個家付出了多少，也不等於他所做的事都是對的，他所做的事我們都要認同。再者，他對我們的恩惠與傷害是不能互相抵銷的，因那根本就是兩碼子的事。只能說，老爸作為一個拯救者的同時，也是一個不折不扣的加害者，他同時擁有兩個不同的角色。

美國著名的心理學家卡普曼（Stephen Karpman），曾經提出一個經典的卡普曼戲劇三角理論，用來解釋社會上各式各樣的人際衝突與紛爭的形成。卡普曼教授說，在任何的人際互動中，我們都可以區分出三種不同的角色，分別是：加害者、受害者、與拯救者。這三個角色會在關係中不斷流動，一直在不同的位置上互換，互相攻擊、互相傷害。有時候，拯救者會變成受害者，受害者會變成加害者，加害者又化身為拯救者或淪為受害者……如此的惡性循環。

舉個例子，老爸為了養家活兒，一直在外拚命工作，他就像是家裡的【拯救者】。老媽看到老爸的辛勞，特地跑到傳統市場買了豐富的晚餐，想要給他驚喜並好好慰勞他，這時老媽變成了老爸的【拯救者】。老爸在下班後，為了省錢而改搭長途公車，怎知道卻遇上了交通事故，被堵在路上兩、三個小時，鬱悶得很。因為那個時候通訊不發達，老爸沒法及時致電回家，回到家已過了晚飯時間，飯菜都涼了，一家人也在餓著肚子空等，家人頓時成了一群【受害者】。老爸在回來的路上，隨便買了些東西填肚子，白白浪費了老媽的一番心意。老媽先是失望，繼而生氣，瞬間就變成了【受害者】。我跟哥哥對老爸的處事方式也很有意見，對他不理不睬，老媽則在一旁絮絮叨叨，此時全家人都是他的【加害者】。老爸覺得很委屈、很無辜【受害者】，他就是因為想要讓家人過好生活，才拚命工作、拚命省錢的【拯救者】。老爸的情緒一下子上來了，開始罵人，並亂砸東西，令大家都害怕起來【加害者】。老媽看他一副可憐的樣子，連晚飯也沒好好吃，忽然覺得自己也有不對【加害者】。老媽想要息事寧人，帶著憤怒、害怕與罪咎的複雜心情去替老爸加熱晚餐。這樣做不但令老媽的心情得到舒緩，也可讓她馬上變回一名【拯救者】。

這樣的病態互動，差不多每天都在我們家出現……但我

相信，這種狀況不只是在我們家，其實在所有家庭、在社會上也隨處可見。

○ ◑ ●

從前我不明白，我們一家怎會陷進泥沼般的戲劇三角關係，直至當上心理治療師後，我才了解問題根源及箇中真相。在這病態關係中，不管是受害者、加害者或是拯救者，每個角色都在逃避各自應有的責任，每個人對情緒責任都存有認知盲點。如果我們不能覺察自己正在這齣三角戲裡面轉圈，就會變成一頭被蒙住眼睛的驢子，一圈一圈不停地拉著石磨，雖然感覺已經很努力一直往前走，但事實上卻是在原地打轉。這樣的心理扮演就像是一種自虐自欺的遊戲，一種永無止盡的「拯救者－被害者－加害者」三角循環，最終令每個人都變成受害者，都被關進一個悲劇的牢籠裡。

其實很多時候，受害者和加害者是一體兩面的呈現，兩者的角色常快速地互相轉換，如何循環則取決於當事人如何界定自身與他人的角色。

首先，受害者總是覺得自己很可憐，受到委屈，因為總被別人欺壓，所以常處於無助無力的狀態。如果受害者傾向不認同自己或責備自己，很容易陷進自我厭惡的情緒，

再加上缺乏獨立解決問題的能力，唯有將責任推卸給加害者或拯救者。一旦受害者養成了過度順從依賴的性格，便會心安理得地逃避自己的責任，從此亦更難脫離被害角色。這也許就是老媽在家中的寫照。

但如果受害者選擇把錯誤往外推，便有可能轉換為加害者的角色，向原來的加害者作出反擊或報復行為。加害者通常屬於較有權勢的一方，為人冷漠及自我中心，常要求別人聽從及滿足自己的需求，並對受害者作出不同形式的情緒勒索，事後卻辯稱說：「我是為你們好的！都是你們的錯！」加害者不但傾向把錯誤推給他人，對自己的加害行為也不負責，甚至義正嚴詞地給予他人懲罰。只是，加害者不一定是討厭或憎恨對方，迫害他人的情緒有可能是來自生活中其他的不滿及壓力，又或自身被欺負的經驗。老爸就是擁有這樣的心態。

至於拯救者，雖然比起加害者與受害者，他們置身於緊張的關係之外，但基於想要幫助他人的使命感，他們很容易就對弱者產生認同，在情感上與受害者感同身受，對加害者抱有怨恨、憤怒等情緒。拯救者常背負了受害者應有的責任，並在拯救別人的過程中獲得滿足。只是在熱心助人的背後，拯救者的動機也許並不單純，他們可能藉由幫助弱者，來展現自己的優越，一旦優越性受到挑戰，便有可能因為內心的不平衡而成為加害者。他們也有可能藉著

干涉別人的事情，展現操控他人的慾望。但其實他們最想拯救的，可能是自己，因為對自己無能為力，只好把注意力轉移，伸手拯救別人。如果他們的好意不被接受或欣賞，便有可能因此感到受傷而淪為受害者。一直以來，我為家人，特別是老爸處理各種麻煩事，彷彿拯救他們於水深火熱之中，但其實我最想拯救的可能是我自己。

終止害來害去的循環

這樣的悲劇三角循環能夠停止嗎？當然可以！但我們必須覺醒，負起各自應有的責任，並辭演劇裡的任何一個角色，否則這齣戲永遠都不會落幕。

在絕大部分的人際互動中，所謂「受害」與「加害」都是自己想像出來的，也許根本就沒有誰想要加害誰。「害」這個概念，主要是源於我們的負面情緒反應及對別人行為的錯誤解讀。負面情緒上來時，我們的思想會變得偏激，對事情的看法脫離理性與客觀的軌道，只想隨便找個對象為我們的情緒負責。我們都慣性地把自己的感受投射到別人身上，因為推卸責任給別人，遠比對自己的情緒負起責任容易得多，結果大家便不自覺地代入這三種角色。

或者我們也可以嘗試換位思考，站在別人的立場與角度去思考及感受，按照自己希望被對待的方式去對待別人，

了解別人怎麼想及真正需要的是什麼。有所謂己所不欲，勿施於人，如果你不希望被加害，也請別加害別人；如果你不想成為受害者，也請別讓別人成為你的受害者。

就如之前的例子，以老爸的情境來說，當他認為自己是受害者時，應該明白路上遇上意外只是一種不幸，而不是上天跟他過不去。他需要想的是為何自己總是為了省小錢而得不償失，他的困局其實是源於他的貧窮思維，而非養妻活兒的負擔。如果他能感受到老媽準備晚餐的心意及家人的陪伴，那養妻活兒可以是一種帶來快樂的責任，而不是痛苦的負擔。老爸變成加害者後，則要想，把家人作為情緒的發洩對象是否合理？家人作為代罪羔羊是否只是自己盲目的心理投射？當老爸自詡為家人的拯救者時，他最想拯救的，到底是自己還是家人？

所以一旦發現自己陷進這三角悲劇，便要懂得馬上抽身，停止在彼此的關係裡製造壓力與負擔，不再縱容自己和對方的不負責任行為。假若別人正忙著把你當作受害者或加害者，你都不應該為對方套回任何角色，讓這害來害去的循環能在你身上就馬上終止。**你絕對有權選擇，選擇由受害者變成創造者，由加害者變成嘉許者，由拯救者變成自救者，這受害三角的悲劇便能落幕。**

但我發現一個更有趣的現象，就是老爸於失智後，他反而能完全走出這戲劇三角關係。他已經沒有足夠的心智去

扮演什麼拯救者或加害者，他眼中就只有他自己，亦只會顧及自己的感受。只要他的訴求不被滿足，他立馬就變成受害者，會直接向你傾倒負面情緒，並要你負責。他的行事方式都是以情緒主導，想要對他談什麼理由、說什麼道理，他根本不會理睬、也不會明白。雖然這看起來似是更明刀明槍的情緒勒索，但一切卻來得簡單與直接，因為他不過是一名病者、一名被照顧者，不能為自己的行為或情緒負責。同樣地，只要你清楚失智者的認知世界，你便會明白你只是一名照顧者，而不是什麼加害者、拯救者、或受害者。

所以我們家的人際互動，從原來的「拯救者－被害者－加害者」三角循環，改變成現在的「照顧者－被照顧者」。我發現這樣的關係轉變，反而減少了情緒上的壓力與負擔，多了愛與包容。

第四章
我們與錯的距離

從不認錯的老爸

在我及家人的眼中，老爸一直以來都做了不少令人失望又氣憤的事情，可是他卻從來沒有承認過任何錯誤，更不要說向我們道歉。我心裡一直存有一個疑問：老爸到底是不想去承認責任，還是他打從心底裡覺得自己沒有做錯？他不認錯，沒有絲毫的內疚或悔意也都算了，最令人受不了的，是他更會反過來表現得像很受委屈一樣，又或是搬出其他不相干的事情罵你，不惜倒果為因。我不禁感嘆，難道我們在對與錯的價值觀上有如此重大的落差嗎？我們真的是一家人嗎？

作為一個兒子，我可能有我的盲點，只會執著各自的對錯立場，甚至根本不想去理解老爸的這種行為。但作為一名心理治療師，我應該放下個人的價值觀，放下對老爸的負面情緒，嘗試客觀地代入他的世界，體驗他的所思所感。雖然專業守則上說明，治療師最好不要把親屬當成個

案處理，以免身分或角色上出現衝突，影響判斷及分析。但對我來說，這種角色的衝突或混亂一直都存在，因為我覺得自己更像是一位父親多於兒子。特別是在我出來工作以後，家中的所有重要決定或麻煩事情，基本上都是由我一手包辦的。

如之前所說，老爸除了在個性上存有偏執型人格障礙，他在待人處事上都出現了嚴重的「認知失調」現象。認知失調這個概念最早是由社會心理學家費斯汀格（Leon Festinger）於一九五七年提出，當一個人同時存有兩種互相矛盾的認知想法時，便會產生一種精神上的不適感，繼而引發嚴重的焦慮情緒。此時，大腦會想盡辦法說服自己並沒有做錯，即使已經有一大堆證據在顯示事實並非如此。

以老爸為例，他既是一家之主，也是家庭的經濟支柱，在家裡本應擁有無可動搖的決定權，只是他的想法與做法卻一直得不到家人的支持與認同，家人於大大小小的事情上都反對他、與他對抗，而我更是當中的佼佼者。事實證明，老爸不但在家庭中表現失敗，他在工作上也處處碰壁，經濟上更是拮据潦倒。老爸眼前的兩種認知出現了極大矛盾，自己原以為正確的想法與做法，卻被現實世界狠狠地駁回了，彷彿在說他的每個決定與選擇都是錯的。當人處於這種兩面不是人的局面時，為了自我保護，很容易就陷入認知失調的狀態。

大腦一般會有兩種辦法處理認知失調，一是接受錯誤及修正自我想法與行為，二是堅持己見，並想盡一切辦法為自己狡辯或把責任推到第三方的頭上。心理學家卡蘿・塔芙瑞斯（Carol Tavris）於她的著作《錯不在我》（*Mistakes were made (But Not by Me)*）中表示，當人面對認知失調時，首先會本能地進入防禦模式，如果糾正錯誤所付出的面子越大、道德風險越高，自我價值遭受到的威脅也越大。此時，人的自我防禦程度將會更高，會更激烈地拒絕認錯或道歉，更遑論會去修正自我想法與行為。

二〇一二年，一份刊登在《歐洲社會心理學雜誌》的研究便發現，在做錯事的時候，不道歉者跟道歉者相比，前者的自尊心會較高，而且在選擇不道歉後，還會覺得自己比先前更有掌控力與價值。研究的其中一名作者 Tyler Okimoto 稱：「某程度上，道歉就是把權力交給對方。」這好像在說，只要一個人死不認錯，他的自尊及自我形象就能得到有效保護。

至於什麼人最容易患有認知失調？心理學家認為，那些好面子、自戀型的人最容易患上認知失調，權位越高的人，越難認錯、越不肯道歉。由於這類人一般非常在乎面子，他們會對自己過於自信、過於自我欣賞，很難察覺自己的錯誤。他們表現虛偽，心底裡也很自私，其他人永遠進入不了他們的視野。如果這類人在過去曾受到讚譽，便

會慣於認為自己是對的一方，即便有人指出他們的錯誤，他們也會依照過去的邏輯認為自己才是正確的。隨著時間累積，他們的誇大自我認知會逐漸得到鞏固，在他們心目中，自己永遠是理想化的、全能的，是不應該、也不可能犯錯的。所以，當被別人指出錯誤時，通常的做法就是死不承認，盡力想出為自己開脫的理由來逃避責任。如果還脫不了身，他們更會撒謊去掩蓋自己的問題，甚至製造其他焦點，把原來的事實扭曲。

這也是為什麼在很多價值觀和意識形態的爭論中，人是很難放棄自己的立場。

遺憾的是，老爸確實有這類人的身影。

原諒別人，目的是為了放過自己

也許是基於上述原因，老爸很難聽見不合自己意見的聲音，變得越來越偏執，甚至是減少跟我們溝通，因為不溝通，就等於不用面對問題，不用承認及承擔自己所犯的錯誤。但這只是潛意識透過「迴避責任」來進行的一種自我防禦，利用拖延去淡化錯誤決定所帶來的後果。從精神健康層面，自我防禦機制雖然可以保護自己免於受傷害，但其本質是透過扭曲認知及美化自我來進行自我欺騙，令老爸天真地以為時間會證明他是對的。

隨著事態與彼此關係的惡化，老爸只會更難去改變初衷，因為他所投入的「沉沒成本」已經越來越大。所謂沉沒成本，就是指過去決定所造成的無法被取回或改變的成本，這是經濟學上的一種成本計算，但也可以變成為一種心理障礙。為什麼很多被騙的人會甘願一直被騙下去，或是做錯的人會繼續再錯下去？我們都可透過沉沒成本這概念來做解釋。例如一位女士已經和男友交往十年，雖然覺得男友並不合適，但卻不願承認並且分手，因為她感到自己已經投入了十年的青春，放棄的代價太大了，更害怕跟家人及朋友交待，所以只好一直拖拉下去。沉沒成本令人傾向維護一直以來的決定，因為一旦承認自己原來是錯誤的，就意味著之前所有付出的心思、時間、精力也都成為無效的浪費。

我們每個人或多或少都有一點虛榮心，只是多數人都控制得宜，不會過度自滿。同樣地，每個人在思考時也難免存有偏見或盲點，總看到自己想看的那部分，又或忽略不想看的那部分。但認知失調其實是個偽裝成自我保護的陷阱，一旦得到了初期的成功與讚譽，自我認知便會隨之急速膨脹，即便犯了錯也不願承認。老爸不肯認錯，自然也就不會跟我們道歉。

坦白說，我寧願接受一個時常犯錯的老爸，也不願跟死不認錯的老爸同行。因為對我來說，知不知錯可能只是認

知或價值觀的問題，但認不認錯卻是人格的問題。老爸這種做法可說是極為愚蠢，為了面子、為了過去的付出而不惜一錯再錯，這不但進一步磨滅了家人對他的尊重與信任，更加劇了彼此間的仇恨與報復心態，最終令我們與他漸行漸遠。

如果想要化解家人之間的深層次的矛盾與仇恨，並回復至和諧關係，就必須從認錯及悔過開始。心理學家 Lickerman 指出，只有真誠的道歉才可以幫助大家從認知失調的焦慮情緒中解脫，進而脫離自己打造的狡辯牢籠。Lickerman 說：「要讓自己更容易道歉，你必須擺脫『犯錯會害你成為一個失敗者』這種想法。」

其實逃避問題、拒絕道歉才是失敗者的做法，這不但會阻礙個人成長，還會引發更嚴重的心理障礙。我們每個人都會犯錯，但即使犯了錯，也不代表你是個失敗者，相反如果我們想要變得更優秀，就需要敢於承擔錯誤，接受其他人的建設性批評。敢於承認錯誤是一種大度和擔當，懂得認錯是一種智慧，知錯能改體現的更是一種糾錯能力。**人只有在不斷發現錯誤，改正錯誤的過程中才能健康成長。自以為是、故步自封只會讓自己找不到前進的動力與方向。**

我跟老爸的關係演變至今，也許家裡每位成員都曾犯下了不同程度的錯。老爸固然是罪魁禍首，如果能及早道

歉，便可避免以後的一連串衝突矛盾。而在衝突過程中，我也使用了過分的言詞去反擊，但同樣地，老爸也使用了過分的暴力去亂砸東西。即使是沒有參與衝突的老媽與哥哥，他們的沉默與怯懦就像默許了衝突的發生與存在。所以在衝突的時候，大家應該停一停、想一想，不要只看見別人的錯誤，自己也可能犯下不自知的過錯。

○ ◑ ●

但不管誰對誰錯也好，老爸已經把他過去所犯的過錯、別人對他的種種不是都瞬間忘掉了，他就連跟你和解的機會都抹殺了，那些我們認為必要的道歉及原諒過程，他都一一跳過。現在的他已經做到真正的釋懷及放下，正處於一種寧靜及自在的狀態，不再跟面子或仇怨這些無聊的東西糾纏。我也不禁懷疑，老爸的認知能力到底是變得混亂了還是清晰了？雖然失智症把老爸的理智及思考拿走，但他對自我及世界的認知反而變得更加真實及純粹，並且回到了原貌。他眼前的世界就是他所認知世界的全部，不再因為自己的喜惡或害怕而扭曲，也不再可能陷入認知失調。

至於我是否還在生他的氣、覺得他不對，他早就不在乎，可能就只有我一個人還在執著、還在背負。即使我想跟他道歉，他也不在乎，他早就放下我對他說過什麼、做

過什麼。對於你是否生氣或是歉疚，他的回應都是傻傻地對著你笑，彷彿將一切的恩怨情仇都溶化在笑容裡去。

看著失智後的老爸身影，我忽然間想到一個老和尚，一個佛家故事。

有一天，老和尚與小和尚下山化緣，途經一條河流，他們見一柔弱女子想要過河，卻因水流得很急而不敢過。

女子開口問：「小師父，能幫我過河嗎？」

小和尚面有難色地說：「我們是出家人，男女授受不親，所以不太方便。」

怎料老和尚卻說：「沒關係，老衲背妳過河吧。」

老和尚彎下腰，背著女子一步一步過河，然後在對岸放下了她，之後跟小和尚繼續趕路。小和尚跟在師父後面，一路上很鬱悶，百思不得其解，心想：「出家人不是不近女色嗎？為何師父卻明知犯戒？」

直到返回山上，小和尚終於忍不住開口問道：「師父，你平日教導我不能近女色，為何你今天卻背了那位女子呢？」

老和尚笑笑說，「背她過河後，我早已把她放下了，為何你到現在仍一直背著她？」

放下，不只是不說出口，而是由心做起、由自己做起。真正的放下，又何須要執著對方的認錯與道歉。原諒別人，說到底，目的不過是放過自己。

此刻，老爸像變回了一位父親，而我可以簡單地做回一名兒子。那是我早已遺忘了的感覺……

第五章
心理隔閡

這麼近、那麼遠的距離

我從小有一個習慣，就是不愛待在家，只要有機會我便會往外跑。讀書的時候，我一天到晚不是躲在圖書館、自修室，便是在屋邨裡的公園或空地流連。回家對我來說只有兩個目的，一是吃飯，二是睡覺。長大後，我同樣不喜歡留在家裡，我最愛的處所變成了咖啡館，在那裡吃飯、喝咖啡、看雜誌、跟朋友聊天、打盹、發呆，我可以把一整天的時間都花在咖啡館。

那時候我十分喜歡一位十九世紀的奧地利作家彼得・艾騰貝格（Peter Altenberg），他同樣把咖啡館當成第二個家，他還有一句名言：「如果我不在家，就是在咖啡館，如果不是在咖啡館，就是在往咖啡館的路上。」為了這句名言，我曾經特地跑到維也納，到訪那間著名的中央咖啡館（Cafe Central）。我還記得一走進中央咖啡館的大門，就能看見 Peter Altenberg 的人像，像是咖啡館的守護者

一樣，而他最愛的書桌就放在靠門口的位置，隨時等待他回來。

到出來工作後，我便開始到處旅行，一有時間便會跑到不同的國家，越走越遠、越走越久。為什麼我從小就愛往外跑？除了因為我愛自由自在的感覺，其實還有一個重要的原因，就是我不想看見老爸，或者說我只是單純不想跟他共處在同一個空間裡，我希望躲得越遠越好。

嚴格來說，老爸並沒有做什麼無可饒恕的事情，我們的關係也沒有到水火不容似的糟糕。相反地，我知道老爸其實為這個家付出了很多，他也把這個家視作他生命的全部。但跟老爸相處確實是一件讓人喘不過氣的事，不管是跟他溝通或生活在一起，那感覺就像是走在一條令人喪氣的單行道上……

失智症其中一個最令人難過的地方，就是隨著病情越趨嚴重，不管是患者還是家屬都會對彼此感到越來越陌生，那些曾經熟悉的人和事，曾經親密的連結瞬間變得蕩然無存。試想，面對著一個曾經是你無比熟悉的親人，但卻日漸變得陌生，那感覺到底會有多難受？

只是，望著眼前失智的老爸，我卻有一種說不出的奇怪感覺，一方面既感到難過，但同時間又感到慶幸。難過是因為我倆從來都沒有親近過、從來都沒有熟悉過，從前沒有，將來也難有這個機會。因此，我慶幸我倆都不用面對

彼此變得陌生、變得疏離的過程，慶幸我倆都不會失去曾經屬於彼此的回憶。

如果說我們只是生活在同一屋簷下的鄰舍，我想這個描述也不為過。但現在，我很快便要跟從前的老爸說再見了，我希望在跟那個他失去連結之前，再一次在我的記憶裡跟他相遇。這是我選擇跟他道別的方式。

我跟老爸為何會變成這樣？也許一切都是源於我們的距離吧。人與人的距離，不是指彼此在物理上分隔有多遠，而是彼此間的心理隔閡有多深。心理距離是判斷彼此關係親密度的一個重要指標，反映了一段關係的穩定性與質量。心理距離跟身體的距離感也有類似的地方，就是當人的關係越親密，你越能夠容許對方進入你的私人空間。

你是否有發現，當站在擠擁的電梯時，大家都會下意識地把頭往上仰，盯著電子樓層顯示器。這是因為電梯是一個非常狹小的密閉場所，彼此的私人空間出現了互相交疊及碰撞，會令人感到不安、不自在。大家注視樓層顯示器，其實並非真的想要知悉電梯已到哪裡，而是單純地想要躲避與陌生人的眼神交會。同時，當看到不停跳動變換的樓層數字，代表電梯正在迅速移動，也暗示自己正朝目的地前進。這樣可以或多或少舒緩焦急不安的心理。

在潛意識的自我保護機制下，每個人的身體四周都存在一個私人專屬空間，如果空間被入侵了，便會感到渾身不

舒服。

因應彼此的關係，所需的私人空間亦有所不同。如果是親人或情侶，私人距離可拉近至〇・五公尺以內；如果，彼此是朋友或同事，距離大概維持在〇・五～一・〇公尺之間；但是，如果是陌生人，距離則最好保持在一・五公尺以外。私人空間既是一種安全感，也代表了彼此容許的親密度。當兩人走得越近，私人空間便越壓縮，可能感受到的愛與傷害則越大。如此推斷，我跟老爸的距離大約在兩公尺以外吧。

比陌生人還陌生

我跟老爸的心理距離，可以說比跟普通朋友還要疏遠，這情況並不是從他患上失智症的時候開始，而是從我出生後不久便已經形成了。小時候，我常會納悶地抱怨說：「為什麼老爸都不懂我？」我跟他就像是住在同一屋簷下的陌生人，只是碰巧多了一點血緣的關係而已。從小到大，我們都沒有向對方說過什麼心底話，回顧自己人生裡頭的大大小小決定，老爸都沒有參與過，也沒有給過我什麼意見。在我的人生筵席中，老爸的坐位總是空著的，他不懂我應該是很自然的事吧。

到老爸失智後，我忽然發現另一個事實，原來我同樣缺

席了他的人生筵席，原來我對他的一切也是所知不多，我對他的不了解，更近乎是到達陌生人的程度。如果你問我，老爸的一生到底經歷了什麼？遇過什麼難忘的人和事？有過什麼成就或遺憾？我會坦白地告訴你，我並不清楚。如果你要我介紹老爸這個人，我就連他喜歡什麼顏色，愛吃什麼食物，有什麼興趣嗜好，有什麼夢想或有過什麼夢想，我統統都回答不上。

舉一個嚇人的例子，大概在我四十多歲的時候，因為要重新補領護照的緣故，我必須向入境局提供老爸的出生證明。但老爸的出生證明早就遺失了，我只知道他是從中國大陸移居來香港。不管是在我的學生手冊或各種申請上，老爸都是填寫他的籍貫源自「廣東省梅縣」，他也一直跟別人說自己是廣東的客家人。我把老爸的出生地當成是中國，這顯然是順理成章的。

由於老爸已經患上失智症，他不能作出具法律效用的聲明，所以我只好發掘其他的出生證明，就在調查的過程中，我竟發現老爸原來不是在中國出生的，他的真正出生地是在印尼。

我從親戚那裡打聽了一些有關老爸家族的事，據說爺爺是一名印尼華僑，家境曾經十分富裕，並且娶了一對姐妹作為妻子。但在上世紀六〇年代，印尼發生了嚴重的排華事件，大批印尼華人被殺，財產被掠奪。當時爺爺為了逃

難，決定放棄一切，並帶著家人包括老爸回到了中國。爾後，中國又發生了浩劫般的文化大革命，老爸又跟著爺爺移居到香港，至始便定居下來。由於爺爺在我出生前已經過世，老爸跟親戚的關係並不友好，他很少主動向我提及家族的事情，所以我對家族的過去可以說是一無所知。

經過這件事後，我反而對老爸的人生產生了好奇，也很想知道關於自己家族的事。只是我再也沒有問他的機會了，即使問了，他可能早就把過去的人生忘得一乾二淨，這也將成為我人生裡的一個謎團。作為一個兒子，對此我多少感到可惜，畢竟那是我的原生家庭，也算是我人生組成的一個重要部分。

或許我這份好奇心來得太遲了，又或是老爸的失智來得太早了，現在我只能以一個心理學家的身分，好好去分析我倆的關係為何走到如斯地步，我倆的距離是如何越拉越遠的。**希望大家在還有機會的時候，不要跟身邊的人失去連結，即使是失聯了，也趕快重新接上溝通的管道，不要為自己的人生帶來不可彌補的遺憾。**

如果你問我：「什麼是世界上最遠的距離？」我會回答：「牽著你的手，觸摸不到你的心，那可算是世間上最遠的距離，因為那是一種不能跨越的心理隔閡。」

親密關係偏見

大家都以為兩個人的關係越是親密，就越了解對方、越懂得彼此，但這其實是生活中一個易犯的心理謬誤。我們都高估了自己對別人的了解，特別是對家人、伴侶的想法，結果總是以先入為主的姿態去交流，很多時候對方還沒有把話說完，我們已經是急不及待地插嘴說：「我知道你想要說什麼。」只是對方的回應通常卻是：「你先讓我說完好嗎？」「我哪有這麼說！」「你根本都沒有在聽！」

當彼此的關係越親密，我們就會越以為自己很懂對方，並對他們的想法作出越多的預設與假定。這其實並不是真正的了解，而是一種「親密關係偏見」。一旦關係久了，我們很容易會對彼此失去好奇心，當然並不是因為不再關心或愛對方，而是覺得彼此已經很熟悉，所以便放下了警覺，變得粗心大意、甚至是理所當然。**親密關係會讓人自滿，讓我們高估自己對身邊人的理解，以為不需要用心也能聽懂對方說的話**。父母就常會犯這種錯誤，自以為很瞭解自己的小孩，知道他們喜歡什麼、不喜歡什麼，想要什麼、不想要什麼，擅自為他們作出種種的安排及決定。

威廉姆斯學院和芝加哥大學曾做過一個有趣的實驗，測試夫婦之間對彼此的了解程度。研究員把兩對互不相識的夫妻圍坐成一圈，背對著彼此，然後每個人要輪流說幾句

日常對話，但這些對話都是具有多重意義的，例如「你今天看起來不太一樣」，意思可以解讀成「你看起來有些糟糕」、「看吧，我有注意你的外表」、「我喜歡你的新造型」，或是「你有哪裡不一樣呢？我說不上來是什麼」。接著，那人的伴侶跟另一對陌生夫妻分別要說出他們的猜測。測試者起初都以為另一半會比陌生人更瞭解自己，但結果並非如此，沒想到自己伴侶的猜測很多時候還不如陌生人。

懂不懂一個人，其實跟與那個人是否親近，兩者之間並沒有必然的關係。人們常誤以為，比起陌生人，我們更願意聆聽身邊人說話，事實卻往往是相反。我們很難擺脫這種親密關係偏見，有的是因為自以為很懂對方，有的是因為太過自我中心。你可以問問自己，跟身邊的人溝通時，是否常常感到不耐煩，有一種想要馬上回應的衝動，不是急於表達自己的觀點，便是急於反駁他人的看法，總之就是要把焦點帶回到自己身上。

聆聽失智症患者說話時，這種親密偏見更加一定要消除，因為面前的患者已經不再是我們曾經熟悉的親人，我們不能憑藉對他們過去的認識，就以為仍然很懂他們。坦白說，現在的老爸可能連對自己都感到陌生，每天也在問著「我是誰」？每天也站在鏡子前面努力去適應一個陌生的自己。所以我們絕不能以先入為主的姿態去跟他交流，

相反地，我們應該把他看成是剛相識的朋友，對他充滿好奇，努力去了解他，努力去傾聽他說的話。

第六章
緊閉的心窗

看不見的心窗

造成心理隔閡的原因有很多，緊閉心窗就是其中的一個重要原因。心窗這個詞語大家常常聽到，意思是指心靈的窗戶，這個窗戶對於人際溝通與親密關係尤其重要。但是我們的內心真的有一個像窗戶般的機關裝置嗎？如果想要打開，是否就可以隨意打開？

美國心理學家約瑟・路夫特（Joseph Luft）及哈利・英格漢（Harry Ingham）曾提出一個類似心窗的概念，稱為周哈里窗（Johari Window）。你可以想像每個人的內心存有一扇窗戶，窗內共有四個分格，由於窗格之間的隔板很厚，所以視線無法完全穿透，形成了彼此間看得見及看不見的部分。

如下頁圖所示，如果你站在自己的角度看自己，你只可看見 A 跟 C 兩個窗格，也就是你在意識層面對自己的認知。如果從別人的角度看你，別人只能看見 A 跟 B 窗格，

那代表了別人對自己的認知。但無論從哪個角度，不管是自己還是別人，都無法清楚看見一個完整的你。

下圖分別以自己知道、自己不知道、別人知道、別人不知道等四個部分加以說明：

	自己知道	自己不知道
別人知道	開放區 A	盲目區 B
別人不知道	隱私區 C	未知區 D

▲四個自我了解區

在開放區域裡，你可以找到自己跟別人都知道的訊息，例如外貌、長相、身材、或一些公開性的資料，例如：年齡、性別、教育背景等。在盲目區裡，有些關於你的東西是自己並不知道的，例如是小動作、口頭禪、習慣動作、或某些特定的做事方式等，這些東西自己平常不自覺，但

是別人卻看在眼裡。

在隱私區裡，你刻意把不想讓人知道的東西隱瞞起來，可能是過去的一些往事、內心的祕密、或真實的想法與感受等。至於在未知區域，裡面存放著一些自己跟別人都不知道的東西，可以是個人未曾覺察的潛能，又或是被潛意識所壓抑的記憶及情感等，這個區域誰也看不見。

在人際關係建立的初期，由於彼此缺乏了解及互信，開放區域自然比較小。溝通可以說是唯一且有效的途徑去擴大開放區，並使其他三個盲點區縮小。例如你到一個新的工作環境，面對陌生的同事，說話時你都會特別小心，不會輕易透露你的真實意見。藉著與同事間不斷的互動溝通，你開始認識及信任你的同事，你會降低警覺性及自我保護，開始向他們傾吐你的內心感受及想法。與此同時，他們也會減少對你的猜忌，使得合作更有效率，工作成效更高，最重要的是彼此的關係都因而會得到發展及加深。

跟人溝通之所以困難重重，其中一個原因是源於彼此認知上的差異。周哈里窗的概念清楚展示出，「自我認知」和「他人對自己的認知」之間存在了無可避免的認知盲區。想要做到完全自我了解又或是認識別人，基本上並不可行，但彼此沒有了解，自然難以建立信任，更遑論是建立真正的親密關係。

打開心窗說亮話

如想要縮短人與人的心理距離，一個最有效的方法就是透過「自我表露」（self-disclosure）。人本主義心理學家西尼・朱拉德（Sidney Jourard）曾經指出，在溝通的過程中自我表露扮演著一個至關重要的作用。透過自我表露這行為，我們可以將自己內心的想法與感受與他人分享，並真實地展示自己內在的一面。自我表露不僅是一種訊息傳遞行為，而且更是表達親密和愛的方式，被視為是建立關係的一種意願及能力。自我表露並不是一個單獨的過程，而是相互、持續的迴圈過程，在這個關係情境下進行表露，與別人的關係，會變得更豐富、深入和複雜。

心理學家把自我表露的訊息大致分為兩類，包括了描述性的自我表露（descriptive disclosure）與評估性的自我表露（evaluative disclosure）。描述性的訊息主要涉及個人的資料及過去，例如職業、地址、電話等。而評估性的訊息則是指一些個人的意見和感受，例如對某事情的看法或對某人的評價等。當兩個人的關係還表淺時，彼此都只會傾向分享一些基本的描述性訊息，但隨著關係越深入，我們向別人表露的訊息亦會逐漸增加，並願意分享更多私密的評估性訊息。

當然我們不可能在與人初次見面時，便對人敞開心扉又

或大吐苦水，最多只會談些無傷大雅的內容，例如天氣如何、最近流行什麼、哪家餐廳好吃等，當彼此的距離拉近後，才會觸及更深入及私人的話題。經過一輪熱身後，我們會藉著共同的話題，尋找彼此的共通點，讓關係發展得更快速。例如，志趣相投、畢業於同一所學校、來自同一個地方，兩人會比一般情況更容易親密起來。如果想要進一步增加彼此的親密度，我們會多聊些關於個人的話題，例如自己的家庭、自己的個性、最近的煩惱、工作上的問題等等。透過主動向想要親近的對象進行自我表露，可以令對方對自己抱有好感，當對方也能感受到這份好意，自然也會分享自身的事情作回報。持續這樣一來一往的溝通，彼此間的心理距離自然會縮短。

我想很多人都有過這樣的經驗，本來跟身邊的人是很親近的，但卻因為一些小事或誤會，變得越來越不願意向對方坦誠表露、越來越自我封閉。當心窗開始閉緊，之後想要打開就更加困難，所需要付出的力氣與勇氣比之前更大。我跟老爸的心理鴻溝就是這樣建成的。

有時候，我真的希望老爸能大聲地將自己的問題說出來，又或向我們表露自己的各種經歷，不管開心的還是痛苦的。雖然我們不一定能為他所擔憂的事情提供建議或找到解決方法，但至少也可以向他表達家人的支持與關心，讓他意識到原來事情並沒有像他想的那麼糟糕，讓他不至

於那麼孤獨及鬱悶，從而讓他對生活得到更大的控制感。

如果老爸不對我們表露自己的心聲，也就永遠無法從我們那裡得到反饋，不僅我們無法瞭解老爸的需要和感受，老爸也同樣無法知道自身真正的需要和感受。自我表露正好提供了一個機會，讓彼此有機會作出及時的澄清，避免不必要的誤解及誤會。我們就是一直沒有把誤解清除，讓誤解隨時間不斷地累積加重，最後變成一座誰也不想靠近的垃圾大山。

○ ◑ ●

老爸之所以患上偏執型人格障礙，也許就是因為過於自我封閉，令他的自我認知與外在世界出現了嚴重的落差。臨床心理和免疫學研究也發現，坦白和表露對身體和心理健康能有莫大的益處，相反，迴避情感表露則更容易患上嚴重疾病，如癌症、心臟病等。如果說，身心疾病都是有著象徵性意義的，那老爸所患的人格障礙、失智症、與心血管疾病，到底是巧合還是命中注定？

但不得不提，向人表露真實的自我，確實是需要冒一定的風險的，因為在分享自己想法與價值觀的同時，也讓別人有機會看到彼此存在的差異與不同，更有可能因而招來對方的負面評價、甚至是拒絕，畢竟別人不一定能夠接受

及包容這些差異。所以在決定是否進行自我表露時，首要考慮的是那些訊息是否會危及兩人的關係，以及所帶來的風險與代價。

把心窗閉起也許可以為人帶來一份安全感，並減低被別人傷害的機會，但只有勇於表露真實的自我，才有利於親密關係的形成和發展。不管在自我表露或向他人回饋的過程中，都要以個人感受為前提，有很多訊息可能是個人刻意隱藏的祕密，像是童年往事、痛苦經驗、身體隱疾等，這些私密訊息如果不願意透露，誰也不應該刻意去探求。即使收到負面訊息的回饋，若能正向看待並繼續溝通下去，總能夠減少不必要的猜忌及誤解。我們不可能跟每個人都成為知心好友，但卻可以跟每個人都建立互相尊重的人際關係。

其實越是親密的關係，便需要越多的好奇心與坦誠表露。我們每天不斷跟人交往互動，所遇到的每件事情都在持續塑造著我們，一點一滴地改變我們對世界的理解。所以沒有人跟昨天是一樣的，今天的我也不會跟明天的我一模一樣，每個人的想法、態度和信念都隨時在改變。想要靠過去的印象或經歷去理解現在的人，肯定是會失敗的。在這個急促繁忙的年代，我們連自己的心也沒有時間聽懂，更何況是別人？就算是家人、伴侶亦是一樣。

所以無論你跟身邊的人認識了多久，只要你停止用心傾

聽，很快便會失去對身邊人的理解，跟對方的距離越拉越遠。**我們應該對身邊的人時刻保持好奇，敞開心扉，並以不帶偏見的態度，真正去理解對方在想些什麼、說些什麼。**否則不用等到失智症的到來，我們就已經失去跟身邊人的親密連結。

第七章
心層溝通

跟人溝通很難，跟失智者溝通更難

在這世界上，你可以不跟人說話，但卻不能不跟人溝通，除非你選擇獨自活在一座孤島上。很多人以為「說話」就等於溝通，其實說話跟溝通可以是完全不同的，而溝通和有效溝通更加是兩個不同的層次。如果用心理學的說法，溝通是人與人互動中不能或缺的行為，我們透過語言和非語言的管道，向第三方傳達訊息、想法、或情感。而有效溝通的要求更高，指在傳送的過程中，想要傳達的東西必須盡量保持完好無缺，不變形、不變質、不變多、也不變少。

但在念精神分析學的時候，我就明白到每個人基本上都是一座獨立的孤島，只能活在各自的主觀世界裡。而溝通這玩意，就像是搭建一道橋梁，硬要把兩個不相干的人連接起來。很多時候，橋梁看似是搭建好了，卻沒有順利被接通，可能是因為其中一方的大門沒有開啟，也可能是通

路存在太多的障礙物，又或是用了不合適的交通工具。要知道每個人的想法及表達方式都極為不同，理解與接收能力更時刻受個人情緒及外在環境影響，這為溝通的橋梁設下了一道又一道的關卡。

老爸在發病前已經是一個不善辭令的人，跟他溝通本來就已經很難，患上失智症後，老爸的語言說話能力更是大打折扣，他的表達與認知障礙逐漸變得嚴重。最明顯的一環，就是他的記憶力變差，需要花更長的時間去吸收資訊。有時候他會無法記住你剛說過的話，你說完他馬上就忘了。有時候，他會不斷地向你重複提問，回答了好幾次也沒用，不回答他，他又會把同樣的問題一說再說，讓人感到十分厭煩。我甚至有懷疑過他是故意這樣做的，因為我們的關係本來就不好，所以非要跟我作對不可。

隨著對失智症的症狀了解增加了，我才明白到老爸也是一名受害者，他在溝通上所面對的困難遠比我們正常人嚴重。其實老爸也知道自己生病了，很多時候他都無法想出恰當的字眼或詞句來回應。也許因為感到了自己在表達上的拙劣與障礙，老爸變得越來越不願意開口說話，只以點頭或搖頭形式做回應，又或隨便敷衍一下我們。無法適切表達出自己的想法與感受，也使他感到十分生氣，自尊心受到傷害。後來即使問他簡單的問題，他都盡可能不說話，甚至不回應我們，令我們分不清楚他到底有沒有聽懂

問題。這樣的溝通不只為老爸帶來很大的挫折感，也讓家人承受很大的身心壓力，令彼此都很沮喪。

從前想要跟老爸好好溝通可以說是不可能的，家人都以為彼此會保持著這種互不相干的態度，一直安然地過下去。但老爸卻突然給了我們一個重新跟他連繫的機會，他就坐在那裡，等著你去跟他溝通。只是這一次的難度更高，那些我們習以為常的溝通陋習都必須一一改正。他像是忽然變身成為我的老師，給了我一個畢生的重大考題：該如何去跟世上最難溝通的親人說話。這再一次說明，你今生沒有學懂的課題，是會一直纏著你不放的，只有當你學懂了，你才能順利過關，課題才不會一直在你的生命裡輪迴重複出現。

首先你要明白，我們這一代人的溝通能力為何變得這麼差。雖然社會不斷發展，我們的溝通能力卻每況愈下，原因之一是因為現代通訊科技的急速冒起，使我們的溝通模式出現了根本性的改變，由互動改成單向，由面對面變成互不見面。我們都太過依賴網路的社交平臺，又或是手機的通訊軟體來進行溝通，不管在大街上、公車上，大家總是低著頭不停地滑手機，好像沒有人願意抬起頭跟身邊人說話。我相信大家一定有看過一個場面，就是朋友們同桌吃飯的時候，大家寧可用手機互傳短訊，也不願開口說話。

我們彷彿住進了一個手機城市，日常生活完全離不開電

話，就連睡覺、吃飯、甚至上廁所，大家也是機不離手。這種虛擬社交模式越來越普遍，令不少人沉迷於網上尋求快樂、刺激感和與人交往，嚴重削弱了人與人的真實聯繫，連帶溝通能力也大打折扣。即使平常閒談時，很多人都不敢正眼看著對方，說話都是一句起兩句止，能不說就盡量不要站出來說話。當要表達複雜的內容時，說出的話一般都沒有組織，並需要不停對之前說過的話修修補補，表達方式枯燥沉悶。這其實都是自信心不足的表現，因為溝通能力欠佳，所以很擔心會說錯話，害怕在人前出醜。一旦遇到突發事故，更不懂得應如何體面地應對，容易引起令人尷尬的場面。

如果想要改善溝通能力，我們必須從這些問題的根源著手。不得不承認，從前我跟老爸說話也是急躁不耐的，只要他講話超過一分鐘，我就開始東張西望，或是偷偷看手機。即使是同桌吃飯，我寧願花時間在臉書上修圖貼上，或看社交媒體上的無聊資訊，也不願安靜下來只認真跟他說話。但其實我也不是故意這樣做的，只是覺得聽人說話好像是一件很容易的事，根本不用花太多的精神就能輕易地應付。

我這個說法也是有科學根據的，因為研究指出，一般人每分鐘大概說一百五十～兩百字，而聆聽一個人說話所花費的腦力，就只占大腦八百六十億個神經元中的極小部

分。由於還有大部分的認知能力沒被使用，大腦會把注意力分散到別的有趣事情上，又或是不由自主地被拿來神遊，結果變成不專注地聽人說話。這個不專注的情況在跟失智者溝通上更是嚴重，因為失智者的說話速度比正常人更緩慢，例如老爸一分鐘大概只說六十～八十字，且是斷斷續續地，話語中充滿了咿咿啊啊的聲音，嚴重的時候，甚至難以完整地說出一句有意思的話來。

所以跟失智者說話其實需要很大的耐性，並要時刻提醒自己保持專注，否則很容易一下子走神。隨著病情惡化，他們說話的速度只會越來越慢，而照顧者則需要越來越大的耐性。現在我需要澈底地改變跟老爸的溝通方式，在每次跟他說話之前，我首先要做的就是安靜地坐到他的面前，並把手機收起。說話期間，我只能做一件事，就是認真地聆聽他說話，盡可能不要東張西望或表現得心不在焉。

聆聽的技巧

一般人可能會認為「聆聽」很簡單，不需要什麼特別技巧，只須要打開耳朵，聽清楚對方所說的內容就是了。這種被動式聆聽對一般人都不甚有效，更不要說對失智症患者或情緒出現問題的人。其實聆聽，絕不只是站在那裡，聽人說話這麼簡單，因為你聽到的大部分都不是真實的內

容。我們很多時候都會犯下一個錯誤，就是用偏見塞住耳朵，只聽到自己想要聽的，把許多重要的資訊都漏掉了。這種帶著偏見聽人說話的狀況，不只發生在跟陌生人的溝通上，更常發生在親密關係裡，特別是在跟家人或伴侶說話的時候。

主動式聆聽最著重的並不是技巧，而是聆聽時所顯現的態度，讓對方感到被重視、被理解，形成真正的「心層」溝通。面對失智者，我們不以聽清楚、聽明白為目標，而是以鼓勵對方說下去、說出心底話為目的。我們不只要關注對方說了什麼，還要去留意對方為什麼說、怎麼說、什麼時候說及在誰的面前說，並觀察對方說話時的語氣，表情和身體動作。我們要從老爸的話語上，聽出背後所隱藏的情緒，是開心還是焦慮？聽出老爸實際想表達的意思到底是什麼。如果老爸在半夜突然說想要吃飯，其實是他對時間出現了混亂，擔心家人於早上出門後沒人弄飯給他吃。如果他上廁所後不停嚷著要找老媽，並且一直站著說話，很有可能是他尿溼了褲子，感到很不安，需要找可信賴的照顧者幫忙。

其實用心並主動去聆聽別人說話，根本不是什麼陌生的東西，這種溝通技巧我們早就懂了，不過只選擇性地運應於對自己重要的對象而已。例如當我們看見心儀的對象時，所有的注意力都會落在對方一人，清楚看見對方的每

個小動作，聽見對方話語底下的意思。又或是跟重要的客戶或老闆說話時，我們都會打起十二分精神，一字不漏地把對方說的話刻在腦海裡，能分辨出對方話語中的喜怒哀樂。只是隨著與他人的關係變得熟絡，我們就不再認真、不再用心去聆聽對方，而且關係越是親近，我們就越是粗心大意。

這正好讓我們反思，在這世上到底「誰」才是對我們最重要的人？你又花了多少時間及心思去好好聆聽那個「誰」的話？

面對失智症患者，有時候光是主動式聆聽還是不夠的，我們還需要進一步協助他們把話說出來、把話說完。他們的記憶力一般都十分短暫，就如老爸就會常常忘記自己想要說的事情，話剛才明明仍掛在口邊，但一下子就記不起來了。同樣地，老爸也無法記住你剛說過的話，你剛說完了他馬上又再問你。所以跟老爸說話時，一定不可以打岔，而且要適時反饋他說話的重點，讓他能更加順暢地說下去，但反饋並不需要詳盡複雜，只需把他說的內容簡要歸納便可以了。如果發現所歸納的意思，並不是他想要表達的東西，也可給他及時澄清的機會，避免要他重頭再說一遍。

例如每次老爸去日間照護中心，回家後，他會把吃過什麼茶點，參與過什麼活動，遇到什麼有趣的事情，都拉著

老媽說給她聽。為了讓老爸能更容易表達，老媽會等他把各項活動說完後，就重複一遍說回給他聽。「嗯，你今天在中心吃的牛油曲奇很好味，你很喜歡，然後呢？」老爸便會愉快地點頭回應，「是啊。跟著是……」他會接著分享下一項活動，就這樣斷斷續續地把整天的行程說完。老媽的適時及簡略反饋，能夠加強老爸被理解的感受，鼓勵並協助老爸把話繼續往下說。有時候，老媽也會換個方式把他的話複述一遍，確保抓到了他的重點及聽懂了他的意思。

透過心層溝通技巧，老爸比從前更願意跟我們說話，而且他說話時也表現得更有信心。這不只讓失智症患者說得輕鬆，也讓照顧者聽得輕鬆。我相信如果我能跟失智的老爸好好溝通，我應該可以跟世上任何人都順利溝通，這可能才是我作為心理治療師的終極考驗。

第八章
身體會說話

溝通黃金比例

我們對於溝通都存在一個錯誤的理解，總是覺得說話內容占據了訊息傳遞的最重要部分，但這卻是一個心理謬誤。簡單來說，溝通包含了三個關鍵要素：說話內容（words）、語調（tone of voice）、及非語言行為（non-verbal behaviors）。非語言行為一般是指通過肢體動作、姿勢、面部表情等方式去進行溝通及訊息交流。相比起說話內容，聲音語調及非語言行為才是溝通上更有效、更重要的隱性途徑，如果能有效運用非語言訊息，你便能打開一條直達內心的祕密通道，獲得恍如「讀心術」一樣的神級溝通能力。

美國心理學教授麥拉賓（Albert Mehrabian）曾提出一個在溝通上的黃金比例：「55 － 38 － 7」。他指出在人的溝通裡，有 55％訊息是來自身體語言，38％來自語調，只有 7％來自說話內容。如果一個溝通要達至最高成效，上

述三個元素所傳遞的訊息必須一致。麥拉賓教授的研究，凸顯了非語言訊息在溝通上的重要性及影響力，令我們在說話時不只要注重內容，更要運用身體說話，才能達到最佳的溝通效果。

雖然這個溝通黃金比例並非適用於所有的溝通情境，但在訊息不一致的情境時卻特別管用。當一個人在講述自己的感覺或態度時，如果他說出來的內容跟身體所發出的訊息並不一致，那他的非語言訊息更為重要、更具參考價值。舉個例子，當一個人口說：「我沒有生氣」，但說話時卻聲音響亮、語調短促，看起來不但滿臉通紅、立眉瞪眼，更不自覺手握著拳頭。他說話的內容很顯然跟身體所表達的感受並不一致，這時我們會更傾向相信他的身體而非他說的話。在這種情況下，身體語言的影響力要比說話內容高出四倍之多，而「55 － 38 － 7」的溝通黃金比例亦是建立在這種情境及前提上。

為什麼非語言訊息能有如此巨大的影響力？因為身體語言大多是被大腦的杏仁核控制，是對外界刺激的一種直接及條件式反應，既不加思索又難以壓抑和掩飾。相反，語言訊息是受理性的顯意識所管，容易為人所操控及作假，口裡所說的並非一定是心裡所想的東西。

就如走路時的姿勢、說話時瞳孔的反應、或撒謊時的小動作，都是內心所想所感的真實投射。這些身體語言具有

高度的穩定性與持續性，即使是失智症患者，也會在不自覺間自然流露出來。

在進行催眠時，催眠師也時常會利用語調、手勢、形象、及表情等身體語言做催眠暗示，在不知不覺間影響、說服、甚至是控制他人。採用非語言訊息的好處，是可以輕易繞過對方的理性思考及防衛，將想要傳遞的訊息輕鬆送達潛意識層，並在那裡產生作用。

另外也有研究說：「溝通七十％在情緒，三十％在內容。」如果情緒不對，內容就容易被扭曲，再精準、再好的說話內容也起不了多大的作用。只是情緒大多屬於非理性部分，所以身體語言對於情緒的影響力比語言指令更為顯著。

在一些緊急或危機處理情況，非語言訊息甚至可以起到關鍵作用，有效刺激或安撫接收者的情緒。舉個例子，商場的一角突然發生了一場小火災，需要立即疏散場內的大量人群。商場發出了緊急廣播：「商場正發生了小火災，火勢不嚴重並已受到控制，但為了安全起見，請大家慢慢地、有秩序地離開，不用推擠。」雖然廣播的內容已說明情況並不緊急或嚴重，但如果保安員在疏散人群時不斷地高聲呼喊，並表現出慌張、急迫的態度，人群馬上會被保安員的情緒所感染，開始緊張起來。如果有人突然拔足逃跑，肯定會進一步造成恐慌，大家都不問緣由立刻爭先恐後逃走，在你推我擠的混亂情況下，很容易就釀成人踩人

的慘劇。相反地，如果保安員說話輕柔、態度從容不迫，那麼即使是聽到火災這種重大負面訊息，大家也能依指示有序疏散。歷史上許多的災情或慘劇都是這樣發生的，這足以證明非語言訊息對情緒傳達的巨大影響力。

身體會說話

雖然溝通黃金比例在一般的正常溝通並不適用，但對跟失智症患者溝通卻是一個絕佳技巧，因為他們說話的其中一個特點，就是身體語言在很多時候都跟所講述的內容情景並不相符。對於重度的失智者，他們的邏輯思維及語言功能已經受到嚴重損害，所說的話大多是難以理解，甚至是十分具誤導性的。再加上他們一般都難以用言語去清楚表達自己的感受，透過身體語言，我們反而可以輕易傳遞彼此的感覺及情緒，大大減輕了接收及解讀語言訊息的障礙與負擔。在這種特殊情況下，溝通黃金比例不但可以大派用場，其效用更是加以放大了。

我們的身體不但會說話，而且是更誠實、更有感染力的訊息傳遞者，肢體的表達能力可說是遠超乎我們的想像。其實你的每一個動作或姿勢都在告訴別人你的態度和想法，只要用心看就能看出來。心理研究指出，肢體語言是感情最豐富、最自然的訊息交流方式，能有效激發我們的

興趣，吸引我們的眼球，並影響他人的情緒感。不管是在推銷、演說、簡報、或跟朋友的日常溝通，如能有效運用肢體去好好說話，那麼整個溝通過程都會很順暢，反之可能會帶來不必要的誤解，甚至是令人尷尬及難堪的場面。我們可以通過建立並定義好自己的身體語言，減少別人對你的猜度和誤解，並幫助自己塑造良好的形象，讓人與你更加親近。

失智症患者對語言的理解很容易出現困難，此時照護者便可運用肢體語言來輔助溝通，多用手勢或動作示範幫助失智者理解你的意思。相較於說話，失智者對肢體語言能產生更大的反應。舉例來說，在跟老爸說話時，我都會將身體微向前傾，把雙臂張開，保持輕鬆開放的心胸與姿勢，讓他感覺我是開心及歡迎他的。相反，老爸很多時候都是將雙手抱在胸前又或交叉雙臂，擺出一副拒絕接受及不信任的姿態。為了解除他的自我防衛，我會適時地點頭及微笑，這些看似無意識的小動作能傳遞正向的能量及訊息，代表我了解他的說話內容，並且是同意及認同的。看見我的反應，他也會把雙手自然地垂下，給我一種願意接受的感覺。

在與老爸說話時，我也會刻意加入大量的手勢或手部動作，以強化表達的效果。有人說，手是心靈之窗最好的指向，因為雙手與大腦神經關聯遠多於其他人體部位，所以

手能夠更好及更準確表達出內在的思想和情感。當雙手攤平打開時，好比是一種坦誠、真實的表現，就像在說：「我沒有什麼值得隱瞞，一切都可坦白告訴你。」這時如果老爸也跟著打開雙手，就表示他願意坦誠相對，並與我進一步親近。但若果他以雙手交叉回應，則表示他仍有不滿或充滿敵意，並不願意與我靠近。

當我們討論或爭論事情時，如果老爸同意我的觀點，他的手會不期然做出向上揚的動作。但如果他不同意或自以為是時，就會用手做出往下劈的姿勢，給人一種泰山壓頂、不容反駁的感覺。每到一個陌生的環境，老爸都會慣常地用手摸臉頰或下巴，這表現出他內心的不安，由於精神緊張而不由自主地觸摸自己臉部，是一種典型的自我安慰行為。如果他的緊張加劇，他會用手摸頸後的位置，擺出防衛式的攻擊姿態。當人遇到危險時，會不由自主地用手護住腦後，但這防衛是偽裝的，因為手根本沒放到腦後而是放在頸後。一旦他從防衛改為攻擊，他便會雙手握拳，這時候他會特別固執及易怒，情緒遠遠蓋過了理性，此時最好跟他保持距離，先讓他冷靜。

出門看天色，進門看臉色

隨著失智症的病情發展，老爸的認知與溝通能力也每況

愈下，特別是他對語言的理解及表達方面，有時候甚至難以準確掌握。作為一個心理學家，我忽然想到一個方法可以解決這個溝通上的障礙，就是把犯罪心理常用的「讀心術」應用到老爸身上。反正我大半輩子都把老爸看成是家裡的罪犯，加上我擁有十多年的警察經驗，要我扮演一個讀心神探去對待老爸並沒有難度。

中國人有句老話：出門看天色，進門看臉色。這句老話說明了臉色表情是一個人情緒的雨晴表，就像一幅刻畫在臉上的情緒面具，比言語更能清晰地表達人的心理動態。生物學家達爾文（Darwin）曾經說過，人的情緒表情是與生俱來的，且具有普世共通的特性，即是說不管你來自哪個國家或文化，表情是一種共通的語言，訴說著你此刻內心的感受。

人的臉皮下有四十三塊肌肉，這些表情肌肉由顏面神經控制，透過不同程度的收縮形成了各種表情。基於我們對「甜」和「苦」的生理反應，首先形成了「愉快」和「不愉快」兩種最基本的表情。心理學家艾克曼（Ekman）根據人臉的解剖學特點，建立了面部動作編碼系統（Facial Action Coding System，FACS），他一共找到七種基本及共通的情緒，各自有明顯的臉部表情特徵，包括了哀傷、生氣、驚訝、害怕、嫌惡、輕蔑和愉快。

除非你故意偽裝或隱藏，否則表情的可信度遠比語言為

高，因為臉部很多肌肉都是下意識的反應，因此觀察這些肌肉，就可以判斷對方表情的真實性。雖然表情是個非常快速的臉部動作，持續時間不到十五分之一秒，但如果能好好學會這些「臉語」，你便可以在瞬間窺探出別人最真實的感覺與內在情緒。所以洞察失智症患者的心境，不一定要通過和他交談才能了解，單是看對方臉色的細微變化，就能傳遞出許多資訊，而這些臉語比你想像中更容易讀懂。

每次走進家門時，我都會在第一時間看看老爸的臉色，大概就能猜到他當天的心情，是高興還是不開心，是歡迎或是討厭我的出現。如果不看他的臉色，就貿然跟他說話或要求他做些什麼，後果肯定是吃虧的！

據我觀察，當老爸感到愉快時，面部肌肉是舒展的，嘴角會往後方拉，面頰往上抬，整個臉部線條看上去是向上揚的。從前我很少看見老爸笑，但失智後的他卻時常展露笑容，即使是看一些無聊的電視節目，也會令他開懷大笑。老爸在高興時會有一個明顯的特徵，就是他的眉毛會平舒下來，當眉毛向下靠近眼睛時，表示他願意與你接近，他的眼睛更會隨著高興的程度而變小。如果想要向他提出比較困難或他不喜歡的要求，例如扎指頭驗血糖或剃鬍子等事情，這便是最佳的時機，他一般都會不加思索便直接答應。

當老爸心情不悅時，面部肌肉會變得繃緊僵硬，嘴角下垂，面頰亦往下拉。由於老爸長年累月都是鬱鬱寡歡，隨著年齡老去，他的皺紋也逐漸加深，特別是眉宇間形成了較深的「川」字皺摺。他越是悲傷、越是懊惱的時候，那道川字皺紋便會明顯加深，眉毛也會形成「倒八」的形狀。只要他一不高興，眉毛便會向上挑，此時不要靠他太近，讓他主動靠近你，也許他需要更多的時間適應所處的場合。一旦看見他目露凶光，我們全家人都不敢輕舉妄動，因為這是他脾氣大爆發前的明顯徵兆，接著他會不問緣由便直接罵人、甚至是亂砸東西。只要看看他那時候的眼睛，便知道什麼是可以殺人的眼神，那絕對是比髒話更具攻擊性及威脅性。這時我會給他吃些零食或甜食，又或嘗試把他的注意力轉移到他感興趣的事情上，總之千萬不要跟他唱反調或對著幹。

除了憤怒的表情，失智症患者有時候會有口頭和肢體上的粗暴行為，像是尖叫、拍桌、摔東西等，這可能是他們表達想要什麼、想做什麼的方式。我們要先讓自己冷靜下來，學會換位思考，試著理解他們的感受，並協助他們表達自己的想法。例如老爸就常會因為做某些事情不順利而變得情緒暴躁，那我們就要明白他發洩情緒的對象不是我們，而是那些無法完成的事情。他真正想要表達的，其實是向我們尋求幫助，我們可以協助他把事情完成，又或是

幫他把想要做的事分成更多簡單的小工作。

雖然老爸減少了用嘴巴及腦袋說話，但他的眼睛仍保有極佳的溝通能力，他的眼睛彷彿變成了他最會說話的器官。從老爸眼睛的望向，我能準確猜出他到底在說謊或是在虛構事情。當老爸嘗試回憶事情時，他的眼睛會受左腦影響下意識地往左方看，這表示他在真實「回憶」某些影像或聲音。當他揑造事情時，他的眼睛會下意識地往右方看，這代表說他在「建構」什麼。當說到一些東西令他感到不安時，他會盡量逃避我的眼神。一旦我發現他說話時眨眼的速度過快或過慢，這就是他心虛的表現，甚至表示他根本沒有說真話。

另外，人的大腦分為左右兩個半球，雖然說兩邊臉的表情通常都是一致的，但如仔細觀察，卻可以找到微細的差別。右腦主要是控制發自內心的感情，具體會反映在左邊臉上，而左腦是負責理性的感情，然後反映在右邊臉上。相比起兩邊臉的情感反應，左臉的表情將會更為真實，所以我一般會更加留心觀察老爸的左臉。

對於跟失智症患者溝通，表情符號可說是提供了難得的訊息來源，照護者可以多觀察患者的臉語，只要細心觀察並有系統地分析，照護者可歸納出失智者的專屬面部表情編碼。基本上每個人的臉語都是大同小異及極其穩定的，大家可以特別關注幾個重要的地方，包括眼眉與眼睛的變

化、眨眼的頻率、嘴角的動作、及臉頰的肌肉張力等。比如眉頭就是一塊可靠的肌肉，通常人類是無法自如地控制這塊肌肉。微笑時眼角有沒有出現皺紋，能協助分辨笑容是否真誠，瞳孔的改變及眨眼的速度，更可以顯示說話時的心理狀態。經由這些臉語線索，照顧者或許能更準確揣摩失智者的真實感受，進一步協助彼此的溝通。

心理學也提供了一些實用的臉部表情研究，大家可作為參考：蹙眉皺額一般表示關懷、專注、不滿、憤怒或受到挫折等情緒；雙眉上揚、雙目睜大，可能是表現驚奇、驚訝的神情；至於皺鼻，一般表示不高興、遇到麻煩、或不滿等。笑容可簡單分成兩種，一種是發自內心真誠的笑，笑時嘴角明顯上揚，並伴隨著眼角魚尾紋的出現。第二種是禮貌式或不真誠的微笑，笑時嘴唇緊閉一起，嘴角略微牽動，但不會讓人感覺到高興的情緒。癟嘴角是典型的犯錯表情，代表對自己的話沒有信心。

曾有一段時間，老爸很常撒謊，例如他明明偷吃了零食又或拿了你的東西，但卻矢口否認，我們也弄不清他是故意的還是因為混亂及善忘。只是，在他每次說謊時，他身體的一連串反應都會出賣他。他會變得木無表情，雙手一時交疊在胸前，一時插在口袋裡，缺少了說話時應有的手部動作。這可能是出於撒謊者的本能保護意識反射，想要盡量減少身體向外占用空間，最後令面部肌肉及肢體變得

僵硬及不自然。

另外，當老爸有所隱瞞時，也會不自覺地吞嚥口水，並逃避跟你有眼神交流。吞嚥口水雖是極其細微的動作，但卻反映了一種不受心理控制的複雜情緒。要知道吞嚥口水是一個非常複雜的過程，需要唾液腺、口腔肌肉、舌頭、食道、咽喉等多個器官互相協調配合，才能完成整個運動。所以除非是在進食後，或遇到強烈的情緒波動，否則身體很少會做出這種多餘動作。但每當心理受刺激，如感到恐懼、尷尬或興奮時，身體便會不自覺地吞嚥口水，這動作有助舒緩緊張情緒，是一種自我安慰的本能反應。

○ ◑ ●

不管是臉語或肢體語言，其實都是因人而異、因環境而異的，並沒有一套劃一及絕對的參考標準。每種身體語言都可以有多種不同的解釋，就像每個詞語都有多種不同的含意一樣。有一些小動作可能是天生的，也可能是發自本能或隨意的行為，如果過分解讀，反而會引來誤解及誤會。例如雙臂交叉可能表示一個人非常焦慮或生氣，又或是因為房間非常寒冷，這樣做比較舒適，在某些國家及文化，雙臂交叉更可以有死亡的意思。同樣地，用手摸鼻可能表示你想捂著嘴巴，掩飾一個謊言，但也有可能是由於

鼻子很癢而已。你相信人們撫摸自己的頭髮就表示他想調戲談話對象嗎？

儘管身體語言的解讀存在很多誤區，但在溝通上，身體始終是最誠實的說話者。只要留心觀察別人的表情、體態及無意識的小動作，你便可以讀懂對方內心是在對你暗示什麼，這可以有效彌補失智症患者在表達及接收訊息上的認知缺失。身體語言是極其個人化的東西，照顧者可以從模仿失智者在說話時的肢體動作開始，慢慢感受及了解他們每個身體語言的含意。這個方法對於跟失智者溝通涉及情緒或情感的事情上非常有用，因為他們會認為你不只是一個聆聽者，也像置身其中的參與者，可以同理他們的感受。

第九章
貧窮思維

窮爸爸、富爸爸

老爸一生其實過得滿苦的。但比起失智症，貧窮思維才是真正折騰老爸一生的疾病。

坦白說，老爸算是一個刻苦耐勞的人，在生活上他都是省吃儉用的，可是努力工作一輩子，還是落得清貧潦倒的下場。很多時候，我聽過他埋怨說：「我的命不好，一生也沒有碰過什麼好的機遇。」他一生忠忠直直，不貪不騙，從不求大富大貴，但不知為何多年來營營役役，卻依然無法走出生活困頓。老爸對於自己的命運際遇總是感到無能為力、鬱鬱寡歡，並認為這一切都是早有注定的。

其實不只是老爸，我發現很多心理個案都出現類似的生活困局，例如有個案很窮，不斷地縮衣節食，卻依然入不敷出。有的很胖，然後拚命地減肥，卻依然大腹便便。又有一些人很忙，天天瘋狂地加班，但工作依舊堆積如山。那些人並不是不夠努力，相反他們不斷努力地想要做出改

變，只是沒有得到一丁點的預期結果。這種情況就如同一隻被蒙住了眼睛的驢子，不停地一圈一圈拉著石磨，雖然感覺是一直往前行，以為在進步、在成長當中，但事實卻只是一直在原地打轉。老爸的貧窮也像活在一道走不出來的生活迴圈。

回看老爸一生時，我曾經把老爸當成我的諮商個案，對他的人生命途進行了一次大剖析，發現他的貧窮其實是源於他的思維，而不是他的命。我希望藉老爸的人生經歷，向大家清楚展示什麼是「命由心生、運唯心造」，一切都是我們自己親手造成。只要你明白這些貧苦到底是從何而來，你便能看見命運的關鍵所在，看見其他更好的生活方式，甚至發現苦命原來可以避免及逆轉的。想要當一個窮爸爸還是富爸爸，你絕對有權選擇。

一個常聽到的問題，就是到底是出生時辰重要，還是個性重要？是八字決定命運，還是思維決定命運？**從心理學的角度，我可以肯定地告訴你，思維與性格才是塑造命運的最重要元素，而你的思維設定更等同是你人生格局的設定**。把一顆石榴種子放在三個不同的地方栽種，將得出三種截然不同的命運結局。把種子放到花盆裡，石榴最多長成五十公分高，結不出一個果實。把種子放到一個大缸裡，石榴可長到約一公尺高，並開始結出果子。把種子放到院子的空地裡，石榴能長到四、五公尺高，果實掛滿一

樹。所以說你的格局如何，你的人生亦將長成如何。

思維決定了我們人生所站的位置，直接影響到我們的高度及視野，以至於對世界、對事物的解讀。當站在大樓的低層，你看出去滿街都是果皮紙屑，處處垃圾，而你在意的盡是那些雞皮蒜毛的瑣事。當站在大樓的天臺，你看見的都是種種的規劃建設，風光無限，你想到的都是人生的可能。而「會當凌絕頂，一覽眾山小」時，你感覺自己的心胸無比開闊，看見的是整個世界，想到的是無限可能。人的思維不一，眼界不一，人生格局自然有天壤之別。思維設定在不知不覺間影響了人生每個大大小小的選擇，決定了我們的人生走向，最終編成我們的命運結局。

一個人之所以窮，從來不是因為他缺乏資源或能力，而是因為缺乏創富的思維、缺乏長遠的視野。所以老爸的窮，是因為在他的大腦裡潛藏了一套牢固的「貧窮思維」。貧窮思維就像是潛意識裡的木馬程式，一旦被植入了，就會衍生出各式各樣的致貧行為。但老爸的貧窮思維是如何形成的？是天生的？還是後天學回來的？其實，貧窮思維就如所有的習性一樣，都是被現實環境培養出來、被社會文化灌進腦袋的。

老爸自小跟著爺爺四處逃難，過著貧困漂泊的生活，經常處於物質極度匱乏的狀態。當一個人長期缺乏安全感，心理成長就會出現滯留，形成日後的病態補償或依賴行

為。從年輕開始，老爸就一直擔心沒有錢生活，很早就養成節儉刻苦的習慣，只花有必要的錢，生活上一切以省為本。他對錢的概念十分狹窄及扭曲，固執地認為把錢攢下來才是最實際的，積少成多才是脫貧的不二法門。只是幾十年來，他的命運並沒有因此而有絲毫改變，相反地，他更是越省錢越窮、越留破爛越窮。

回顧老爸的日常生活，除了工作外，他都把時間花在三件事上：撿便宜、拾破爛、與整理舊物。這三件事都有一個共通點，就是浪費時間！貧窮思維會令人對時間產生一種扭曲的價值觀，老爸誤以為時間是沒有成本的，一直重複做著極低時間成本效益的事情。

例如老爸總以為買菜做飯一定比外出用餐經濟實惠，雖然從表面看錢確實是少花了，但如果他把買菜、切菜、煮菜、及清洗的時間省下來賺錢，他能賺到的錢可能要比能省下的多好幾倍。有時候，凡事親力親為並非是最有成本效益的做法，做著自己不擅長的東西，反而會耽誤你大量時間，讓你付出大量精力，最後卻換來不如人意的成果。

也許老爸自覺生產與賺錢的能力不高，時間成本對他而言可說是一文不值，他覺得他所缺的是金錢，而不是時間，所以寧願花大量時間去省下少量金錢，寧願大排長龍去賺取少量的金錢折扣。這種低時間成本的觀念，令老爸終日渾渾噩噩地置身於日常瑣事當中。老爸澈底搞混了時

間與金錢的互換原理，分不清哪個是因、哪個才是果，如果他能改以時間去衡量事物，事物就再沒有「貴賤之分」，只有「值得與否」。

要知道時間不是沒有成本的！相反時間才是人最有限及最珍貴的資源，不論你是富有或貧窮、長壽或短命，老天都十分公平地給予你同等的時間量值，一年都是三百六十五天，一天都是二十四個小時，沒有誰比誰多。只是時間不像金錢，不能拿來積存或轉讓，如果當下的時間沒有充分利用，便只有白白的浪費流失。**如何利用時間去創造最大的價值，便是人生致富的最大關鍵**。在貧窮思維底下，人生時光將變得一文不值。

在資源匱乏下，恐懼容易使人專注於自己所缺少的資源上，並把金錢的價值過度放大，形成管窺效應。這就如同把一個硬幣放於窮小孩的面前，小孩的注意力會被硬幣所吸引，眼裡就只有那枚硬幣，硬幣以外的往往會被忽略。我記得曾在心理課堂玩過一個思想實驗，教授請大家閉起雙眼，試想出除了香蕉以外，還有哪些東西是黃色的。大家能想出的答案大概都只在十個以內。在接下來的一班，教授把問題更換成：「有什麼東西是黃色的？」同學們能想出的答案竟然多出好幾倍。這個差別就是源於管窺效應，教授在第一個問題中加入了限定詞「香蕉」，因為香蕉屬於水果的一種，同學們的想法就容易被限制在水果的

類別裡，除了水果以外，他們會傾向忽略別的東西。

管窺效應令窮人更傾向關注於金錢的事宜上，無視什麼才是我們真正的需求。也因如此，老爸總是不自覺地被價錢所控制，當看到「買一送一」、「割價求售」、或「限時搶購」等字眼時，就會感到莫名的興奮，容易失去理智。每次到商場買衣服，他第一眼都是落在標籤吊牌的價格上，先選價錢，再考慮衣服好不好看，注重的是價格而不是感受。每逢百貨公司的周年慶典，他會因折扣優惠而不惜去大排長龍，結果常買下一堆便宜但不合用的東西。有好幾次，超市做推廣促銷，把大小分量不同的貨品劃一減至同等售價，老爸二話不說便拿起最大分，買了比他原來本想要買的分量多出了兩三倍。

根據消費者行為心理，窮人一般傾向於買同等價錢中的最大分量，他們只想逢低價買進，特價時更是多買無妨。但有錢人的想法卻明顯不同，他們更傾向於選購自己所需要的分量，不會因為價錢而忘掉真實需求。某程度上，思維決定了一個人的視野焦點，所以懷有貧窮思維的人，視野自然被限制在金錢管道裡頭。在稀缺的狀態下，窮人的注意力會瞬間從需要轉移到金錢的甜頭上，容易被低價、特價誘惑。商家就是捉緊這種大眾消費心理，不斷向你灌輸「多就是好、越大越便宜」的概念，當你被完全洗腦後，「貪便宜」便會成為你的終生消費模式。

老爸就是一個典型的例子，看到減價的字句就像看見了符咒一樣，馬上掉進貧窮思維的坑洞，明明是想要省錢，結果卻花了比預算更多的金錢。也因如此，家裡常囤積著一堆吃不完又快過期的食物，很多時候，老爸不只把自己、也把全家人拉進一個兩難的局面，要不就撐著肚皮把過剩的食物全部吃掉，要不就忍痛把食物丟到垃圾桶裡。即使食用期限過了，老爸也會因為不想浪費而偷偷把過期食品吃掉，在我的記憶中，他就有不下十次食物中毒的經驗，輕則拉幾天肚子，重則還要被送進醫院的急診室。

誰偷走你的人生機會？

也許一個人的原生家庭是命運注定的，不管好與壞，我們都無權選擇。同樣地，小時候的成長環境也不是我們可以控制的，一個小孩能做的就只有乖乖上學，趕快把書念完。至少要等到離開學校，出來社會工作，掌控命運的能力才一點一滴地回到自己手裡。所以說，人與人的真正距離大約是從二十五歲開始的。但老爸在長大後，都沒有遇過能改變人生的機會嗎？到底是誰偷走了他的人生機會？還是機會其實一直都在，只是他沒有看見而已？

我想大家都聽過一句話：「天下沒有白吃的午餐。」這句話的表面意思，是指世間並沒有不勞而獲的事，不付

出成本而獲得利益是不可能的。這個概念最早可能是在一八七〇年代的美國出現，當時一些酒吧為了吸引顧客，他們想出以「免費午餐」做招攬，雖然午餐是免費的，但顧客必須在用餐時，購買至少一杯酒類飲品。從酒吧的角度，收入的主要來源是飲品而非食物，如果以平價食材製作大量的同款午餐，所花的功夫與成本其實並不多。但從顧客的角度，一頓午餐的價值卻要比一杯酒的價值高很多，而且酒可以不喝，但飯卻一定要吃啊。再者，酒吧老闆深知道美國人的飲食文化，他們習慣在用餐時喝大量含酒精的飲料，所以只要能成功把他們吸引進來，即使扣除午餐的成本，肯定仍能賺到不錯的收入。

當大家看到「免費午餐」這個具有非凡魔力的牌子，絕大部分人還是抵受不住誘惑，因貪小便宜而步進酒吧。結果一如所料，多數客人在用餐時都不自覺地多買了幾杯酒飲用，雖然省了吃午餐的錢，但卻多花了很多錢在買酒上。這個故事正好說明，天下間是沒有白吃的午餐的，每一件事情都有成本，都不能只從表面去計算。很多時候，那些隱藏成本才是我們真正需要注意的地方，因為魔鬼總是藏在細節裡。

其實時間除包含了顯性成本外，還有隱性的「機會成本」，就是指你為了從事這件事而放棄的其他事情的價值。如果把人力、時間用在某一件事（例如排隊），就得放棄

其他機會（例如休息或工作），那些機會就變成了排隊的機會成本。機會成本這概念正好提醒我們，有得必有失，人生很多的機會其實是自己親手放棄的，因為我們只看到得而忘了失，事實上，失就已經是得的機會成本。就如剛才所說的例子，天下不是沒有白吃的午餐，而是你所付出的不單單只是這頓午餐的價錢，還有就是你放棄了能吃到更好、更美味食物的機會。

老爸總是忽略機會成本所帶來的重大影響，他不只在撿便宜貨時忽略了時間成本，更進一步把寶貴時間浪費在整理多餘的舊物上。我粗略估算過，他每天至少花上一小時去整理舊物，二十年間不知不覺就耗掉了七千三百小時。如果他把這些時間用來每天鍛鍊身體，便不至於接二連三地患上心血管梗塞，就連患上失智症的機率也可大幅降低。除時間以外，整理舊物其實是一件十分花心神體力的事情，尤其是在香港這個寸土寸金的地方，連人的生活空間也嚴重不夠，更何況是用做存放物件。所以，與其把時間及精力投資在這些「某一天可能會用得著的東西」上，倒不如把時間投資在自己的身體、工作、或生活上，至少他肯定可以享受到那成果。

另一個例子，就是老爸每天都會選擇最便宜的交通方式去上班工作，他寧願花更多的時間、走更遠的路，也想要省下那微不足道的交通費用差額。雖然說積少可以成多，

長期省下來的小額費用也能變成一個可觀數目，但如果他能換個角度，把這些時間與精力投放到別的事上，他能獲得的利益將遠遠超越他所省下的數額。他可以選更直接及更快捷的交通工具，又或是改以跟同事共乘的方式上班，然後把每天省下的時間與精力好好工作，他的工作效能與表現肯定能有所改善，甚至因而獲得更好的工作與晉升機會。

這就是「放眼現在」與「放眼未來」的視野之別，也是貧窮思維所造成的認知盲點，令人目光變得短淺，一天到晚只關注眼前的蠅頭小利，忽略時間的機會成本。如果老爸懂得把目光放在更重要的目標或更長遠的規劃上，而不是一天到晚去排隊、去撿便宜，他的人生絕對是不乏機會的。直至老爸失智之前，他還在抱怨自己的命不好，命運之神沒有眷顧他。

○ ◑ ●

老爸患上失智症後，他的理性思維因為大腦出現病變而逐漸瓦解，但同時間，伴隨他一生的貧窮思維及行為也消失無蹤，他不再擔心沒錢，也不再害怕貧窮。他瞬間便走出了那個貧窮的生活怪圈，不用再像薛西弗斯那般日復一日推著巨石上山，他人生的重擔終於卸下了。現在的他，

不會再抱怨命運，也沒有了命不好的概念，反而把時間全花在讓他快樂的事情上，甚至活得比我更知足自在。眼看著老爸在思維上的轉變，我覺得他是「得智」而不是「失智」，他雖然口袋貧，卻心靈富足。

所以，貧窮思維才是人生真正的小偷，讓人把生活變成一件徒勞無功的差事，既無意義又不能逃脫。這世間哪有什麼好命、歹命，人生的機會大概都是均等的，只在乎你有沒有看見。只可惜，我們的思維通常都是本末倒置的，習慣以低維度的思考去解決問題。例如，大家都忙著研究如何省錢、撿便宜，而不是想方法去賺更多的錢。面對疾病，大家最關心的是如何治療疾病，打哪支疫苗比較有效，但卻不去想如何令自己活得更健康，增強自己的免疫及自癒能力。我很喜歡英國小說家斯特恩（GB Stern）的一句話：「樂觀主義者發明了飛機，而悲觀主義者發明了降落傘。」

於我而言，命是由心生，運是唯心造的，最厲害的吸引力法則並不是創造機遇，而是發現機遇。

第十章
從撿破爛到斷捨離

撿便宜、拾破舊

老爸有一個讓人很討厭的習慣，就是喜歡撿便宜、拾破舊，把物件堆得亂七八糟。不管這是他的嗜好或是他的習慣，家人都為此感到頭痛萬分，也不知跟他吵過多少遍了，但他就是屢勸不聽。我們也曾試過趁他不注意時，偷偷把一些太髒的多餘舊物丟掉，但他發現後又會再次拾回，甚至拾回比丟棄更多的數量。

後來我們都學乖了，應該說是「放棄」了吧，任由他喜歡堆就堆個過癮，怎麼說他也是家中的米飯班主（即提供衣食之源的人），我們的議價空間可謂十分有限。我們就像戰敗的弱勢小國，最終跟他達成了一個割地求和的協議，就是只要他把東西堆放在他的「專屬範圍」內，我們就不會說他，而我們家從此也多了一個「垃圾堆填區」。

由於堆填區的空間有限，舊物的存放量很快就到達了飽和的狀態，但礙於我們對自己領土完整的堅持，他也只好

稍作讓步。他撿破舊的行為並沒有因此而停止，只是被我們適度地調整過來，每當他撿到一件「更新」的物件，就得丟棄一件「比較舊」的東西。每次看見他那副心不甘、情不願的樣子，我都會發自內心露出一種幸災樂禍的微笑，可能是因為我一直感到，老爸對物件的重視遠遠大於家人。

關於物件儲存的這種平衡狀態，一直維持了多年，雖然從我的角度裡，這個問題根本一直沒有解決過，只是沒有變得更嚴重罷了。沒有處理好的問題，並不會因為時間的流逝而消失或變輕，相反地，它只是在等待一個合適的機會再度跟你相遇。

其實，我跟老爸說過不下數十次，那些東西都已經放了十多二十年，一次也沒有用過，繼續留著根本沒有意義。只是老爸每次都一臉不捨地看著那堆東西，說出一大堆似是而非的理由，例如「丟了好可惜、好浪費」、「東西還很新、還能用啊」、「早晚一定會用得上的」、「用的時候再買很花錢」。

他把物我的主客關係可謂完全弄反了，應該是人在用物，而非物在用人。一路以來，物件好像才是他真正的主人，不但沒有向他提供過任何用處，相反他卻每天為物件提供服務，做牛做馬。縱使那些物件功能仍然良好或仍有價值，但如果用不著，對人的價值就是零，存在的價值也

是零。

對於那次蟲虱事件，老爸由始至終都沒有承認那是他所惹的禍，我們連一句像樣的抱歉也聽不到，他只是一如既往的我行我素。這麼多年，我們一直想要改變老爸，不僅是囤積舊物的事情，還有很多我們不能接受的東西。我們曾經努力過、奮鬥過、堅持過，用盡各種辦法去改變他，結果只是一場又一場的徒勞，他一點也沒有被改變。我們跟老爸吵架可不是動動嘴巴這麼簡單，老爸很容易就情緒失控亂砸東西，甚至動手打人。

所以，小時候的我就已經明白一個鐵一般的事實，如果想要憑自己的想法或喜好去改變別人，是絕對不可能的。不只是老爸，其實絕大部分的人都是無法輕易被改變的，因為「被改變」就等於是「被壓迫」一樣。強迫別人遵從自己的想法，只會引來別人的反抗，壓迫力越大反抗力則越大。我還記得中學的物理課老師說過，根據牛頓第三定律，當兩個物體相互作用時，彼此施加於對方的力度，其大小相等、方向相反。老爸跟我們的互動正好印證了第三定律的真實不虛。

經歷那次噩夢後，我們家曾經有過一段短暫的安寧，也許大家都累得再沒有力氣及意志去爭吵了。只是，家裡這片淨土並沒有維持太久，老爸很快又故態復萌，開始去囤積東西、撿拾舊物。他花了一年不到的時間，重新建立起

他的舊物王國，而唯一的不同，就是他每次存放東西前，都會認真先清潔消毒一次。我也不知道是否應該誇讚老爸有所進步，畢竟自那次以後，我們再沒有發現過任何蟲虱的蹤影。

從那時候我體會到一個真理，就是改變自己是神，改變別人是神經病。

十年轉眼又過去，撿拾舊物依然是老爸生活中一個不可或缺的重要環節，我們不再天真地以為他會有所改變，能改變他的恐怕就只有神。但沒想到的是，奇蹟真的有一天出現了。但神也真的會跟人開玩笑，這個奇蹟的改變其實是源於老爸的失智症。老爸被診斷患上失智症後，一直都待在家休養。自那段時間起，他就沒有再整理過他的舊物王國，也沒有從外撿拾過任何東西。起初，我還以為這是由於他身體不適的緣故，但即使他的體力完全恢復了，他都沒有再翻弄過那堆物件，甚至見到便宜的舊物他都沒有再買回來。

老爸對物件的愛已成習慣，就像吸毒一樣，已深深的上癮，但他這個病態行為竟可在瞬間戒掉。難道失智症不止會讓人失去記憶，就連習慣也會失去嗎？如果再有機會，我真的想問問老爸，他到底是忘記了自己曾經擁有這些東西，還是忘記了為何要存放這些東西？我一直搞不懂，他的惡習到底是出於對過去的不捨？或是對未來的擔憂？難

道被一大堆東西圍著睡覺，就真的會有安全感嗎？

人生斷捨離

人生很多時候就像是一場玩笑，老爸在應該清醒的時候失智，卻在失智的時候突然清醒過來。面對這些珍藏二十多年的舊物，他的反應竟然是不屑一顧，甚至顯得不耐煩。既然得到了神一般的允許，為免夜長夢多，我跟老媽及阿哥馬上聯合行動，幾乎不眠不休地把老爸所有舊物清走，邨裡的好幾個資源回收箱全都被塞爆了。在整個過程裡，老爸沒有絲毫不捨的心情，更首次感到那堆物件礙手礙腳，我感到匪夷所思之餘，更從他身上體會到何謂真正的「斷、捨、離」。

「斷、捨、離」是將行法哲學中的「斷行、捨行、離行」放在生活上，意思就是：斷絕不需要的東西，捨棄多餘的廢物，脫離對物品的執著。「斷、捨、離」的兩大標準是依據物件的實用值與時間值，實用值是指此物對人的存在價值，而非物件在金錢或功能上的價值。所以必須把物我的主客關係重新釐清，是人用物而非物用人。第二則是時間值，有用的物件不一定時常用到，所以時間的主軸應回到現在。所以我們必須經常依據「現在」的這個時間軸，一步步選擇、取捨，只留下自己需要及合適的東西。

其實許多人都有囤積東西的習慣，特別是老人家，總捨不得扔掉舊的、沒用的物件，嘴巴上會說「丟了好可惜耶」、「早晚會用得上的」，這些似是而非的藉口背後，隱藏的其實是對過去的放不下，或是對未來的擔憂不安，總覺得被一堆東西圍著便有一份安全感覺。也許在這個物欲橫流的社會，每個人都擺脫不了對物質的依賴與依戀，不只是老爸，我自己也何嘗不是死抱著一大堆物件不放。直至在十六年前，我遇到了瀕死意外，才真切體會到萬般帶不走的道理，從而令我減少了對物欲的追求，脫離擁有越多就是好的生活方式。

康復後，我在家裡進行了一場史無前例的人生「斷、捨、離」，重新整理我的生活空間。我把自己三十年來留下的所有物品澈底翻出，東西竟多得有點讓我瞠目結舌，足足占滿了一整個客廳。我把真正需要的物品重新篩選、貼上標籤，發現不需要的東西竟比需要的多出好幾倍，而生活中真正用得著的物品，卻遠比想像中少。原來我也一直在浪費寶貴的人生，囤積沒必要的東西，購買多餘的廢物，這不但剝奪了個人的休息享樂空間，更賠上了整理的精神力氣。

當我看著這些熟悉的物品時，心裡感慨地想：「三十年人生換回來的就是這堆東西。」然後我逐一翻閱，仔細觀賞，發現每件物品背後都印有一段難忘的小故事或回憶。

如果把這些故事重新拼湊起來，我像看到了自己的人生。我感到一種淡淡的哀愁湧現心中，鼻子一酸，眼淚盈滿了雙眼。當時我像在整理自己的遺物，甚至分不清到底自己是死是活，這些萬般帶不走的物品是真實或是虛幻。如果意外時我就這樣死了，現在在這裡的人應該變成了媽媽或哥哥，我像忽然看到他們在一面翻閱我的遺物，一面懷念我的人生。這時我才覺悟到，這些回憶並非活在物品中，而是留在人的心底裡。我並不需要這些物品去證明自己的曾經存在，親人也不需要靠它們來保存對我的回憶思念。

「斷、捨、離」真正教導人的，其實是一種簡約自在的人生哲學，從整理物件到審視內心，面對物品就等同是面對自己一樣。不管是我的瀕死經驗或是老爸的失智症，都在教我們以新的眼光去檢視自己真正需要的東西，不再成為物欲的奴隸。追求物質根本不能為我們帶來一丁點的安全感，相反只會不斷增加我們的負擔，**簡單的生活、簡約的心靈，就是最安逸的生活方式。**

第十一章
減法的世界

減去複雜，剩下簡單

可能因為失智症患者的腦袋變得簡單了，他們就只能活在一個簡單的世界，太複雜的事情、太多的選擇，對他們來說只是一種負擔。也許大家都以為複雜就是一種進步，像能把事情看得更深入、把問題分析得更透徹一樣，但真的是這樣嗎？我們來試試做一個智力問答遊戲。

在一個充氣不足的熱氣球上，載著三位重要的科學家，這三位科學家關係著世界存亡的命運。第一位是環保專家，他有能力改變環境汙染，將環境中的有毒物質淨化成可循環廢料。第二位是核子專家，他有能力防止全球性的核子戰爭，使地球免於核子災難。第三位是糧食專家，他研發了最新的農業技術，能使千萬人脫離飢荒而亡的命運。此刻熱氣球出現了故障，即將墜毀，必須丟出一個人以減輕載重，才有機會救活另外兩人，請問你會選擇犧牲誰？

面對這樣的一個難題，專家學者都拋出了各種複雜的理

論，從社會學、經濟學、人類學等層面去作出分析，有的選環保專家，有的選核子專家，有的選糧食專家，他們都信心滿滿認為自己作出了正確的選擇。但結果他們的答案都輸給了一位小孩子，那小孩答道：「丟下那個最胖的科學家！」因為題目是要解決如何防止熱氣球「超重」墜毀，而不是誰對世界最有貢獻或比較重要，所以正確答案是怎樣才能把重量「減輕」。

由此可見，換成以小孩子的眼睛看世界，或許更能接近事物的本質及原貌。簡單的思維並不代表膚淺或低層次，反而是一種將複雜情境簡單化的能力，能一針見血抓到問題的核心。很多時候，越是簡單才越是困難，就如用一篇文章去形容一個人很容易，但用一句話去介紹一個人卻很難。**那些看似一團亂麻的難題，其實大多並不複雜，只是看事物的角度出了問題，如果能換個角度，你就能輕易看見出路。**

有時候，失智症患者不僅會喪失記憶，也常會提出一些無理取鬧的要求，例如皮包明明是你的，但老爸卻一天到晚大喊被偷走了，非要向你取回不可。如果不順從老爸的要求，或以強硬的態度回絕他，他很容易就會發怒，並採取更強硬的態度去掩飾或跟你對抗。在情緒失控的時候，他會說出很多惡毒的話，甚至亂擲東西。面對老爸情緒起伏不定、行為脫軌等情況，家人也常感到心力交瘁，不知

如何是好。

一位日本知名的失智症諮詢師右馬埜節子，曾經在《面對失智者的零距離溝通術》一書中指出，失智症患者是活在不同於現實的「減法世界」中。在「減法世界」裡，我們所認知的常識或慣常使用的邏輯是行不通的，我們必須試著貼近他們的世界，才能找出溝通的橋梁。簡單來說，老爸是活在一個由失智大腦所編造出來的世界，他相信的是失智大腦告訴他的事，而不是現實世界告訴他的事。

舉個例子，老爸明明在半個小時前剛吃過午飯，他卻說自己還沒有吃。即使老媽把他吃過的碗筷給他看，並再三對他說：「你已經吃過了。」他還是會堅持要吃，還是不會相信。這是因為他的失智大腦正告訴他：「你還沒有吃午餐」，對他來說「還沒吃」才是唯一的事實、唯一的真相。

順我者可得平靜

為什麼失智症患者如此堅持已見？首先，他們就只有很短暫的記憶能力，剛做過的事情或剛說過的話很容易就遺忘了。另外，他們大腦的認知功能嚴重受損，在接收與解讀外在訊息上，常出現不同程度的扭曲及混淆，使他無法正確地進行判斷。如果我們把現實世界中的事物，強行加

到他們受損的大腦上，只會令他們更加混亂。所以我們根本不用執著誰說的話才是真實，跟失智者爭辯就等於是跟自己過不去，或跟小孩說大道理一樣，只是一場徒勞。

既然老爸是活在一個不按常理的減法世界，我只好投其所好，改以一種「減法方式」去應對他。**減法話術的重點在於一個「哄」字，但哄不一定等於是說謊或欺騙，只是在適當的位置把不必要的情節減去，把不必要的爭執減去，把不必要的情緒也一併減去。**

這種說話方式其實大家應該不會太過陌生，例如在職場上，當上司詢問你有關工作進度時，下屬一般都會避重就輕，把做好的事情盡量放大，還未完成的工作能拖就拖，搞砸的事情最好隻字不提。又或是當老婆查問老公的行蹤時，老公因為知道女性天性多疑，都傾向把容易引起誤會的內容省略，盡量提及對自己及對關係有利的東西。

很多時候，說話者的初心其實不是想要瞞騙對方，只是不想要引來不必要的煩惱或誤會，所以採用了善意不誠實或不盡不實（不詳盡不實在）的說話技巧。當然在一段健康的關係中，減法話術絕對不是一種良好的溝通方式，但如果是為了應對失智症患者的不理性，這卻是一個絕佳的溝通策略。

如果他說手錶是他的，我會說：「對啊，手錶是你的，但你送給了我做生日禮物，真是謝謝你。」如果他說沒有

送給我，我便說：「你的手錶很漂亮，可否借給我用一下？用完馬上還給你。」如果他堅持不肯借，我就說：「那好吧，我把手錶還給你。」然後我真的會把手錶給他，但卻會在他上廁所不注意的時候，偷偷再把手錶拿走，不讓他再看見手錶。他回來時，根本就沒有發現手錶不見了，甚至連手錶這件事都已經忘記了。如果我硬要跟老爸爭辯或搶奪，以他的火爆性格，我的手錶最終應該會落得體無完膚的下場。

如要有效執行減法話術，你先要學會換位思考，放下自身的立場與觀點，並全然接受對方的認知世界。這可不是代表你同意或認同對方所提出的任何主張，只是**願意先放下「我」這個角色，放下以「對錯」或「是否合理」的標準去審視他人，單純地接受對方擁有一個跟自己不一樣的「現實」世界**。在這個換位的過程中，我們不只需要去理解，更要去感受對方的現實需要，並試著順應他人所要求的方向，想辦法安撫他們的情緒及滿足他們的需要。

其中一個在護老院常見的場景是這樣的，護理師給患有失智症的老人餵藥，但老人卻不肯服藥。護理師開始時還好聲好氣地向老人勸說：「你的血壓很高，醫生吩咐你一定要把這個藥吃掉，這是為你好啊。」但老人就是堅持不肯開口，並把藥放到一旁。由於說服不了老人，護理師變得越來越沒有耐性，並以命令的口氣說：「你趕快把藥吃

掉！我還有很多工作等著去做，不要浪費我的時間！」老人還是誓死不從，護理員也只好來硬的，把藥劑硬塞入他的口中，幾乎變成一場虐待。

如果站在患者的立場，他們彷彿置身在一個跟自己格格不入的世界，周遭的人都跟他持相反的意見，每天都充斥著嚴苛的話語及責備，並被強迫去做許多自己不願意做的事，試問這種生活我們自己又能接受嗎？

要知道嘗試向失智者解釋做某件事情的理由，只會白費功夫，因為他們根本聽不懂你所說的道理，這並不關乎要求的對錯或合理與否，而是對方聽懂與否。就如老媽每次要帶老爸到醫院複診時，老爸都是誓死不從的，不管你怎樣規勸或是責罵，他就是不肯出門。老媽後來學乖了，不會直接要求老爸做他不喜歡的事情，而是把一些具安撫或獎勵作用的東西跟需要做的事情結合在一起，並要求他去做前者。如果老爸討厭看醫生，而最難的部分是要他走出大門，那老媽會乾脆告訴老爸要出門到茶樓喝茶，雖然喝茶是真的，但在喝茶之前需先到醫院看診。一旦走到醫院門前，他的抗拒感就少很多了，而且他的選擇由「要不要看診」變成了「要不要喝茶」。

另外，失智症患者也常常難以做出決定，所以我們應盡量給予他們有限度的選擇，不但對患者而言比較容易，對照顧者來說也比較輕鬆。從前我們都會問老爸：「晚餐想

吃什麼？外出想要到哪裡？」但他會想半天也答不上來，又或是同時選了幾個東西，甚至選了一些根本不可能的答案。現在我們都學乖了，會直接問他：「晚餐想要吃魚還雞翅？想吃飯還是麵？想到公園或是河邊散步？」當他選好了，我們會再重複確認他的選擇，確保他有聽清楚明白。

如果我們真的顧及失智症患者的感受，就不應該時常把「正確的事」、「應該的事」掛在口邊，否則只會令他們更加混亂及痛苦，這就跟一個健全的人霸凌一個病者無異。現在如果老爸堅持嚷著還沒吃午餐，那我就會順著他說：「對啊，要吃午餐了。我現在趕快去弄。」然後轉身走進廚房，真的拿出鍋子及食材，裝起一副烹煮午餐的模樣。但同一時間，我會先讓他做點別的，看電視也好、聽收音機也好，總之把他的注意力從「吃午餐」這個想法移走。

○　◑　●

失智症患者的行事方式大多是以情緒做主導，所以運用理性的應對方式是絕對行不通的。減法話術就是讓他們的情緒先安定下來，讓他們感到訴求被接受，而且他們很快會得到滿足。至於你所承諾的事情是否執行或如何執行，其實不必太認真，因為很多時候，他們轉頭就已經忘記了自己說過什麼或提出過什麼要求。比起說服他們不要做什

麼，倒不如任由他們去做一些無傷大雅的事，反而更能引導到較好的方向，並能令他們當下就感到滿足。這樣他們的情緒便可以迅速得到安撫，也可以避免許多不必要的衝突，讓照護者和他們一起安穩地渡過每一天。

第十二章
專心做好一件事

一心只能一用

我一直認為一心是可以多用的，就是在同一時間內處理多件事情，我視之為更有效率的做事方式。也許我是個性子急又貪心的人，總渴望在最短的時間裡完成最多的事情，讓生活過得比別人充實、比別人精采，所以恨不得一分鐘能當十分鐘用。其實不只是我，社會上絕大部分的人都有一心多用的習慣，有些人一邊開車一邊講電話，有些人一邊走路一邊看簡訊，又有些人一邊吃飯、一邊工作、一邊跟人說話。也許我們每天想做及要做的事情實在太多了，想要專心一志只做一件事好像十分艱難。

說到一心多用，我曾認真做過這方面的研究，發現一心多用同樣也是一個心理謬誤。心理學家解釋，一般所謂的一心多用其實是指「任務切換」，大腦能在○．一秒之內切換到不同任務。由於切換的速度十分快，在時間上我們不會感覺到有任何差別，因而產生了一心多用的假象。再

加上有許多事情其實是不需要思考的，只是處於一種條件性反射的操作，我們花在其上的注意力十分有限，當在幾項事情間快速切換時，看起來真的像是在同時處理多項任務。

只是，把注意力化整為零，在同一時間兼顧多項任務，真的能為我們帶來更好的效率與表現嗎？多個不同的研究卻告訴我們，工作超載時，一心多用的應付方式不但沒有提升工作效能，反而會把原有的問題放大，並破壞人際關係，很多時候一心多用才是導致生產力降低的真正元凶。史丹福大學神經科學家艾雅．歐飛爾（Eyal Ophir）指出，人類不能真正做到一心多用，大腦只能把注意力在不同任務之間非常快速地切換，因為大腦一次只能專注於處理一件事，不可能同時處理不同的資訊流。

美國猶他大學及科羅拉多大學丹佛分校也做過一項有趣的專注力研究，測試者需坐在模擬駕駛器上駕駛車輛，並需與前面的車輛保持安全距離，但同時間他們需要進行多項任務，包括使用免持電話與人對話、背誦單詞表、及完成心算題目。研究結果顯示，測試者中只有一人能同時間處理多項工作，並安全通過駕駛測試，其餘的人都因為分心過度而出現了不同程度的失誤，能真正同時間處理好幾項事情的人，只有不足二．五％。除非你自信自己是其中一位能人異士，否則還是不要妄想可以一心多用。

老爸的能力本來就不高，失智症更使他的專注力大幅下

滑，令他只能在同一時間處理一件事情，而且必須把所有的專注力投放到那件事上，否則連那件事也會搞砸。老爸被迫轉換成一心一用後，最明顯的改變就是做事的速度，老爸的生活節奏減慢了許多，每天能做的事情也不及發病前的三分之一。他就像提早以老人的速度過生活。

因為要配合老爸的節奏，很多時候我們也被逼著慢下來，不管是跟他說話或是走路、吃飯，我們都需要遷就他的速度，等他一件接一件地把事情慢慢完成。起初，我是十分不習慣的，要不就心不在焉，要不就靈魂出竅般神遊去了。在等他的時候，不知為何我常有一種浪費生命的感覺，腦子裡會不停想很多事情，有時在想「等下要吃什麼、做什麼好」，有時在想「我有跟誰交待好工作的事情了嗎」，又或是「安排一下明天的行程吧」。我忽然明白到，生活上真正困難的不是追趕進度，而是減慢速度，只要稍停下來就會感到渾身不自在，甚至冒出莫名的罪惡感。

我不禁問自己，這種焦慮感與罪惡感到底是從何而來？也許從小時候開始，我們就被迫著跟人比拚，一生經歷大大小小不計其數的各種考試，每一次考試都是一次競賽、一次淘汰的過程。不少人就連做夢，也不知有多少次夢到自己趕不上公車，考試遲到，又或時間不夠完成試題，那種害怕自己被落下的焦慮竟變成了我們終身的惡夢。我們都清楚知道，在這個競爭激烈的社會，我們唯有拚搏進

取、不斷力爭上游，才有機會爭取到好的學校、好的工作、好的伴侶、好的生活。就是這樣，我們在不知不覺間養成了急促匆忙的生活習慣，每天戰戰兢兢、如履薄冰地生活。

想要慢下來、甚至是停下腳步，這件事談何容易？即使你願意，你身邊的人或是你所處的世界，也不會輕易容許你這樣做，因為如果不想被落下、被淘汰，我們只好加快腳步，並留意自己是否少掌握了什麼有用的材料，其他人是否上了什麼精進班，而自己卻沒及時跟上。這種追趕與被追趕的生活模式，並不是在我們長大後才出現的，早在學生時代，我們已經深切體會到沒辦法慢下來的焦慮感和罪疚感。

複雜的事簡單做

患病後的老爸，雖然擺脫了囤積舊物的惡習，但卻出現了新的問題行為，就是常會將物品放在不合常理或不恰當的位置，例如把水果放在抽屜裡，把別人的鞋子當成是自己的，然後藏在家中某個角落等。每次他把東西搞丟後，便會向家人發脾氣，我們得花一番氣力才能替他尋回物品。如果沒有及時找到，他便會指控家人偷竊，而我通常就是家裡最大的盜賊。

為了應對老爸所出現的混亂情況，我們需要以清晰明顯的方式把東西歸類，例如他很喜歡紅色，我們就索性把紅色當成是他的專屬顏色，給他紅色的杯子、紅色的餐具、紅色的拖鞋、紅色的毛巾等。另外，我們也會在不同的儲物場所貼上醒目的貼紙，例如在冰箱貼上魚、肉及水果的圖案，在鞋櫃貼上卡通鞋的圖案，在書櫃貼上書本及文具的圖案，在衣櫃貼上大衣的標誌等。與其用說的或用文字給他指示，我們發現這種圖像式溝通更容易及有效。有時候，我們甚至會把這種分類方式當成一種訓練或遊戲，增強他的認知及自理能力。

如果失智者不聽或聽不懂照顧者的要求，照顧者可嘗試一邊說、一邊用動作示範給對方看。例如一起用餐時，當我看見老爸用手拿東西吃時，我不會說他不對，也不會急著跟他解釋衛生的問題。我會先拿起叉子，向他示範用叉子吃東西，接著再拿起另一把叉子，放入他的手中，並鼓勵他跟著我一起做。但有一點必須注意，如果你不是他熟悉的照顧者，在對他做任何動作之前，必須預先告知他，令對方減低防備並增加其安全感。比如我會先輕柔地碰觸他的手背或手臂，喚起他的注意，千萬不要在他面前快速舞動肢體，以免引發他的不安或妄想情緒。

萬一我要給老爸指令，一定要使用簡短的語句，一次只給一個指令，一個指令只包含一個動作或一個意思，流程

越簡單，意外及出錯的機會也越少。我會首先把複雜的事情簡化成幾個簡單的步驟，以教小孩的方式去教導老爸，並且要親自示範給他看，過程中要重複關鍵的詞語及動作，以幫助他瞭解及牢記。舉個例子，我就曾經花了好些時間，才能教懂老爸如何綁鞋帶。不要以為綁鞋帶是一件簡單的事情，這其實需要一定程度的手指靈活性及手眼協調能力才能順利完成，大多數小孩要到幼稚園大班才能學會自己綁鞋帶。

我從眾多的綁鞋帶方法中，挑選了最適合教給孩子的兔耳法教老爸。為了令他更容易掌握箇中的技巧，我把整個動作分解成兩大部分，而每個部分都包含詳細的動作說明。為了讓大家明白何謂複雜的事簡單做，我就以綁鞋帶做一個示範。

第一個結：

1. 先將鞋帶的兩端打交叉「X」。
2. 將一端的帶子穿過「X」下方的洞。
3. 將兩端同時拉緊完成第一個結。

第二個結：

4. 將鞋帶兩端分別折成一隻「兔耳朵」形狀。
5. 將兩隻「兔耳朵」打交叉「X」。

6. 將下方的「兔耳朵」繞著上方的「兔耳朵」折一下。

7. 然後穿過下面的洞。

8. 最後將兩隻「兔耳朵」同時拉緊完成第二個結。

老爸從前的人生總是混亂不堪，工作沒有進展，生活與家庭關係也是一團糟。他真正的問題在於缺乏清晰的人生目標，不懂得把生活上的事情按照輕重緩急分好先後次序，很多時候什麼都想做好，結果變成什麼事都做不好。失智後，他只擁有簡單的思維，只能做最簡單的工作，他不只放慢了腳步，也把心情放鬆了。他每天都把時間花在對自己真正重要的事情上，生活中充斥著簡單的樂趣與笑聲。他這種簡單的生活態度，令他活得前所未有的輕鬆自由。

馬雲有說過一句精闢的話：「複雜的事情簡單做，你就是專家；簡單的事情重複做，你就是行家；重複的事情用心做，你就是贏家。」**老爸把追求快樂這件事，簡單地做著、重複地做著、用心地做著，令他變成了真正的快樂贏家。**

管理學大師曾仕強教授也曾說過，人生只需要做好三件事：知道此生為何而來，知道如何完成，及知道如何做得更好。人來到這個世界上，是要追求圓滿的。當清楚了自己的人生目標，你便不會迷迷糊糊、渾渾噩噩浪費此生。

你不用跟人比較，也不用受人批判，只要做好自己該做的事情就行了。但你必須知道如何完成，找到做事的方法，因為時間只能用在一個地方，所以必須好好選擇。通過不斷地改造自己、完善自己，你便可以彌補自己的不足，做得更好。完成了自己此生的功課，最後心安理得地離去。

雖然我不清楚老爸的人生追求到底是什麼，但我卻一直認為能做到「活得快樂」，這已是人生的最大成就。老爸大半輩子都活得不快樂、活在焦慮與匱乏之下，但現在的他就像換了另一個靈魂，或者說失智症令他重設了原有的靈魂，刪減去那些讓人不快樂的程式，這也許就是失智者減去不必要理智後所得的魔法世界。所以，我們千萬不要小看失智者，他們才是真正懂得快樂的大師。

第十三章
失智症的意義

從病看生

我曾經在《做自己最好的醫生》一書說過，其實每個疾病背後，都隱藏著內心想要傳達的重要訊息，只是我們不曾認真聆聽內心的訴求而已。如果疾病的象徵意義沒被成功解讀，病魔便會一直在身體裡輪迴，抓緊患者不放。許多疾病的根源都在精神健康而非生理，可能是源於我們的生活失衡，可能是來自內心的衝突矛盾，又或是被過度壓抑的情緒及壓力。

如果能從一開始便解讀出病徵病狀的背後意義，並妥善處理，或許疾病便不會形成，或發展成難以根治的頑疾。所以真正的治療應該是一體性的，不但需要把致病的心因清除，更需要全方位地恢復患者的身心靈健康與生活平衡。患者真正要做的，是要找出困擾自己的人生課題，透過切斷扭曲的認知思維及讓人不快樂的生活方式，把身體細胞從破壞頻率重設回健康的療癒頻率，這樣就可以做到

身病心藥醫、甚至是不藥而癒。

世界上沒有一個人是多餘的，也沒有一種人生體驗是不必要的，不管是生老病死，又或是傷病意外。也許疾病的其中一個存在目的，就是要短暫地把我們的人生時鐘放慢、暫停，讓我們有機會重新調整步伐、調整方向。不管是哪個年紀，我們都活得像上緊發條的時鐘一樣，忙得沒有一刻能閒下來。趕著、趕著，我們忘記了看沿途的風景，忘記了出發的初心，最後連想要去的目的地也忘了。但當我們放慢腳步，才恍然大悟原來慢下來的生活並沒有失去什麼，我們亦沒有因此而被世界離棄，反而讓生活有了新的感悟、讓身體有了新的動力。停下來，就是為了要走更遠的路。

只是，我們總是疲於應對生活，總在抱怨生活對我們不公平，但其實生活根本不知道你是誰，更不會管你是否活得幸福快樂，只有你才知道活著到底是為了什麼。直到有一天因為生病倒下了，身體不能再動彈、不想再往前衝，你才發現自己像一頭被蒙住了眼睛的驢子，不停地一圈一圈拉著石磨，雖然感覺一直往前行，以為在進步、在成長當中，但事實上卻只是一直在原地打轉。很多病者並不是活得不夠努力，而是他們活得太努力了。就如老爸，他的人生一刻也沒有偷懶過，卻片刻也沒有離開過他的困頓。

當回顧老爸患病前的人生與患病後的轉變，我忽然間明

白老爸為何會患上失智症，這個病對他的意義到底是什麼。其實，老爸很需要這個病，因他很想跟那個活得不快樂的自己決裂，很想忘記過去種種的不幸與失敗，很希望自己的人生可以重頭再來。他跟電影中的 Alice 剛好相反，他毫不想念他自己，甚至渴望快點忘記那個熟悉的自己。從前的老爸，眼神像是沒有焦點的，他常盯著眼睛前方空氣的一點，發出異常沉重的呼吸聲。長期的鬱悶彷彿已滲進了老爸的身體，變成了他的第二層皮膚，把他整個人緊緊地包裹著。面對這樣的人生、這樣的自己，除了忘記及失智，還有什麼可以選擇？

失智後的老爸像換了個靈魂似的，他換以小孩的高度看世界，以老人的速度過生活，放慢腳步細品生命的每一個瞬間，重新尋回生活的樂趣。當腦袋不再靈光，他唯有用心用五感去認知世界，他的靈魂反而變得更加純真，心胸變得更加豁達，讓生活有了新的感悟。這就像是一種諷刺，也是給人最大的反思，因我們一直賴以維生及引以為傲的理智，很多時候正是讓人活得不快樂的根源。又或者說我們的腦袋走得太快了，而精神卻一直沒有跟上來，結果常出現身心分裂又或矛盾失衡的狀態。

當然我不會說患上失智症或任何疾病是一件好事，因任何疾病肯定會為患者及其家人帶來痛苦，就如同死亡一樣。但如果我們懂得從死看生、從病看生，我們就能從失

智症中得到重大的覺醒與啟示，學到讓人真正幸福的生活模式，那可能才是疾病存在的另類意義。想要獲得幸福其實很簡單，不在於你有多聰明或多富有，只在於你是否有一顆簡單的心，簡單地用心生活，單純地享受生命。

讓人慢下來的鐘聲

現在的老爸換了一種新的「慢活」節奏過生活，生產力雖然大幅降低了，但生活質素卻大大提高、甚至比我還要好得多。相反地，我彷彿再一次回到從前既急促又迷失的步伐，又再把行程編排得密密麻麻，每一刻都在跟時間競賽，被忙碌的生活追趕。看著老爸的慢動作與專一，我忽然像被當頭棒喝一樣。不管是我的意外或是老爸的疾病，它們都好像隱藏著一個使命，就是要把我們拉慢或拉停，讓我們有機會調整步伐，重新回到自在的節奏。

我的人生曾經也像老爸那樣慢下來過，在瀕死意外後的一年，我花了一整年的時間重新修復自己的身體，重新整理自己的生活。那時候我什麼都不能做，只能安靜地坐在輪椅上。從生活中慢下來讓我感到十分焦慮，我擔心自己很快會被這個急促的世界淘汰，我的人生從此會落在別人後面。受傷前的生活，我每天都是趕著工作、趕著學習、趕著玩樂，就連吃飯與休息都在趕著。直到坐在輪椅上，

我才發現自己失去了生命的節奏，沒有認真經歷人生的每個體驗，只事事求快求多。然而，當我坐著輪椅待在公園裡，竟看見了不一樣的世界，看到了大自然的節奏：風的節奏、雲的節奏、河流與大地的節奏。

有一天，公園旁邊的學校突然響起一陣鐘聲。我忽然回想起念小學時，每次聽到學校的鐘聲響起，所有學生都得馬上停止活動，身體不能移動，嘴巴不能說話，唯有安靜地等待鐘聲結束。那短短的一分鐘聲響，彷彿把所有人的生命按停止住了，也把整個世界都凝固下來。鐘聲過後，大家又繼續之前原來的活動，繼續說未完的話，玩未完的遊戲，做未完的作業。但如果誰在那一分鐘說話或活動，就會被糾察揪出來，罰站在講臺上十分鐘。那時候，我真搞不懂這樣的規定到底有什麼意義？跟浪費時間又有啥分別？

直到現在我才明白，那「一分鐘」的停頓原來是多麼的重要，那是一種提醒，提醒我們要調頻、慢活。但慢活的重點不在於速度，而是在於心態，並不是指慢就是好。慢活的意思是指認真並用心去感受每一個當下，呼吸時認真呼吸，吃飯時認真吃飯，走路時認真走路，心在人在。只是相比起老爸，我覺得我遠遠沒有到達他的境界，很多時候我只是在扮演慢活，有意識並刻意地讓自己慢下來。而老爸，他根本不知道自己的動作很慢，他根本不用刻意將

分散的注意力集中起來，他的心就自然地落在當下的每件事情上。老爸把最簡單的事情，每天認真地重複做，這就絕不簡單。

傷病意外就像是一道讓人慢下來的鐘聲，只有慢下來，我們才有機會發現真正屬於自己的命途與生活方式。老爸給了我很大的啟示，讓我想出這個「失智一分鐘」的練習，希望也可以幫到大家。

每天失智一分鐘

我們的身心常處於分裂狀態，身體在這裡，心思卻迷失在過去和未來，整個人都可能被憤怒、怨恨、嫉妒或焦慮等情緒所控制。如果每個小時有五十九分鐘你在忙著做事情，那麼可以騰出剩下來的一分鐘，讓自己靜下心來，做回自己生命的主人。有時候，僅僅需要一分鐘，便足夠讓煩躁、散亂的心安定下來，讓人從忙亂的節奏中調整步伐，把意識拉回，重新出發。只需片刻的靜止，你就能領略到寧靜的喜悅，甚至使身心和諧平衡。從現代的心理療法來看，這可說是最簡易、最直接有效的舒壓與情緒管理良方。

無論任何時間、任何地點，哪怕你在上廁所，你在吃飯、在工作或在逛街，你都可以進行一分鐘的正念靜心。

在這一分鐘之內，讓自己的身心停下來，什麼都不要做、什麼都不要想，而唯一需要做的，就是認真地好好呼吸。因為人如果忘了呼吸，就會忘記了生活；忘記了如何好好呼吸，就會忘記了如何好好生活。

在這失智一分鐘內，你能試著以腹式呼吸取代原來的胸式呼吸，透過腹部運動，大大地增加空氣在體內的循環量。首先，以鼻子深深地吸氣，放鬆腹部肌肉，並拉下橫膈膜，使胸腔的容量擴大，令空氣自然地湧入肺部。呼氣時，由於腹部內臟受到推擠，腹部會自然地微微隆起脹大。在吐氣時，把腹部肌肉稍微地往內收，橫膈膜同時回復到原來位置，這樣會令胸腔壓力增加，空氣便能自然地吐出身體。嘗試稍稍地用力把腹部收進去，用口慢慢地把空氣吐出，動作就如同吹蠟燭一樣，使氣流變得綿長均勻。

在呼吸的過程中，你只須將注意力放到呼吸上，專注於空氣的吸入和呼出，留心每一次吸氣和呼氣時的感受。一開始練習時，你的注意力可能很容易就不自覺地變得鬆散、遊走，如果發生這樣的情況，你只需將注意力輕輕拉回到呼吸之上，請不要在意每一個出現的念頭想法，也不用責備自己，只需將注意力重新引導回來，這就是正念靜心的關鍵。

經過練習，慢慢地，你的腦海可能會變得如湖水般平靜無痕，但這種寧靜的狀態也有可能極為短暫。同樣地，如

果你感到了焦慮或煩躁，也要明白這些情緒亦屬非常短暫。當你不執著任何想法或情緒，學習一點一滴地放下時，每個念頭都只是一閃即逝，內心馬上就能回到寧靜自在。這就是所謂的念念起，不為念念綁。一分鐘過後，再次睜開雙眼，重新環顧四周景象，你會發現你的眼睛變得更明亮，思考更敏捷，五感認知像重新被洗擦過一樣。

腹式呼吸其實是非常具有生命力量的呼吸方法，可使血液中的二氧化碳濃度增加，令血紅素中的氧分子更容易釋放到細胞，不但使副交感神經的活性增加，更能帶來較明顯的放鬆效果。身體與生就具有各種自我淨化與自我療癒的能力，但只有在身心處於平衡狀態時，自我復修功能才能運作正常。氧氣就是體內最佳的清潔劑，氧氣能燃燒體內有機物質轉化為有用的能量，而二氧化碳則是被有效排出體外的有害廢物。

在練習過程中，呼吸的節奏十分重要，吸氣要深入，呼氣要緩慢，呼氣的時間要比吸氣長一倍。若你不知道一分鐘是多久，可用呼吸次數計算，一分鐘約等於連續吸氣與呼氣八至十二次。如每個小時都能夠持續地練習，直到一天結束時，你將累計做了差不多有十五分鐘的正念靜心。

要澈底實踐失智一分鐘，你可在手機設定響鬧裝置，每個小時提醒自己。每當聽到響鬧鐘聲，只要是在安全的情況下，完全放下手頭正在做的任何一件事情，輕輕閉上眼

睛，保持專注在呼吸上。你可先從個人做起，讓自己心靈得到淨化，慢慢地再從個人影響到周遭，甚至影響到全世界。以正念靜心淨化人心，進而影響身邊四周，這是一種助人自助、自助助人的最好修行。

過去，我很害怕自己變成老爸那樣的「壞人」，到現在，我反而渴望有一天可以像他一樣真正地「活在當下」。行文至此，我不禁問自己，我能否變成如老爸那般幸福？

結語

我渴望有一天會變成你

今年已經是老爸罹患失智症的第七個年頭，他的總體情況算是還不錯，認知及身體上的功能退化並沒有如預期般嚴重，現階段還只屬於中度失智症的中後期。在老媽的悉心照顧及協助下，他仍保有一定程度的自理能力，勉強能獨立完成基本的生活作息，如吃飯、穿衣、走路等。至於比較複雜的日常活動，如個人清潔及儀容整理等行為，則要老媽從旁協助。老媽現在最大的工作，除了清潔房子，就是清潔老爸了。

老爸的理性認知能力已經所剩無幾，無法再進行任何有意義的思考及判斷，他常搞不清楚氣候及溫度的變化而亂穿衣服，會在大熱天時穿著厚重的衣物，即使在自家附近，也不知自己身在何處，又或是忘記怎樣回家。雖然一般他都不會擅自出門或一個人隨便亂跑，但也曾發生過好幾次意外「離家出走」事件，所以我們都會在他身上掛上聯絡名牌。在他失智之前，每次接到這種聯絡電話，都是因老爸在外頭闖了禍而需要協助善後；現在，則通常是因為老爸突然走失了而需協助尋回。如此看來，我這輩子都

擺脫不了當他的保姆。

老爸記憶力衰退的程度算是嚴重，但我很難評估他的記憶還剩下多少，因他不怎麼談論過去發生的事。只是老爸現在已經無法記得重要的事情，例如家裡地址或電話號碼等。雖然他偶爾仍可喊出我的名字，但我不知道，我的名字到底對他仍存有多少意義。我相信關於我的一切，他應該都已經忘記得一乾二淨，名字對他來說，可能只是眼前這個人的一個稱呼或代名詞而已，就如所有物品都有一個用來喊叫的名字一樣。

在溝通方面，老爸現在已經很少開口講話，如果你跟他說話，他只會瞪大眼睛看著你，但不會給你任何實質的回應，很多時候你根本分不清楚他是「聽到了」還是「聽懂了」。但幸好我採用了心層溝通及讀心術的技巧，多少能從他的臉部表情或身體語言，解讀出他的需要及感受。其實我覺得這種無聲的溝通，比語言更勝一籌，不但減少了許多粗心大意的誤會誤解，更逼使大家溝通時更加專注及用心。老爸讓我重新明白到，越是親密的關係越需要更多的好奇心與關心，因為我們最容易忽視的，其實是離我們距離最近的身邊人。

若要說什麼是失智期間老爸最明顯的改變，肯定是他人格及行為上的正向轉變。伴隨他數十年的貧窮思維瞬間消失了，他不再排隊撿便宜，不再囤積舊物、拾破爛，更把

那些多年來用不著、不需要的東西都斷捨棄掉。他常常在電視機前坐上好幾個小時，看著無聊的電視節目也會樂不可支地呵呵大笑，整天做著重複的串珠玩意也不會感到厭煩。在一般人的眼裡，老爸的生活可能是單調乏味，但他卻像找到了自己的節奏與喜歡的生活方式。雖然老爸依舊很容易會情緒爆發，但他的情緒來得快也去得快，只要稍微轉移一下他的注意力，很快便能安靜下來。我們長年累月都被老爸的情緒所折騰，現在的他彷彿由一頭失控的情緒怪獸，變成一個喜歡引人注意的笨小孩。

作為一位認知心理學家，我很想跟大家分享，我從失智的老爸身上，所看見的珍貴生活智慧。**雖然失智症是個聞之色變的惡疾，老爸卻因失智而活得更加幸福，原來不只是瀕死經驗，疾病同樣可以為人帶來前所未有的正面轉變與醒悟**。也許只有把認知中不屬於我的部分捨棄，才有真正的我；把不需要的理智捨棄，才能看見幸福的道路。

是不是有一天，我也能活得像失智之後的老爸那樣？

出乎自己原先所能意料的，這竟然變成了我後來的一個心靈渴望。

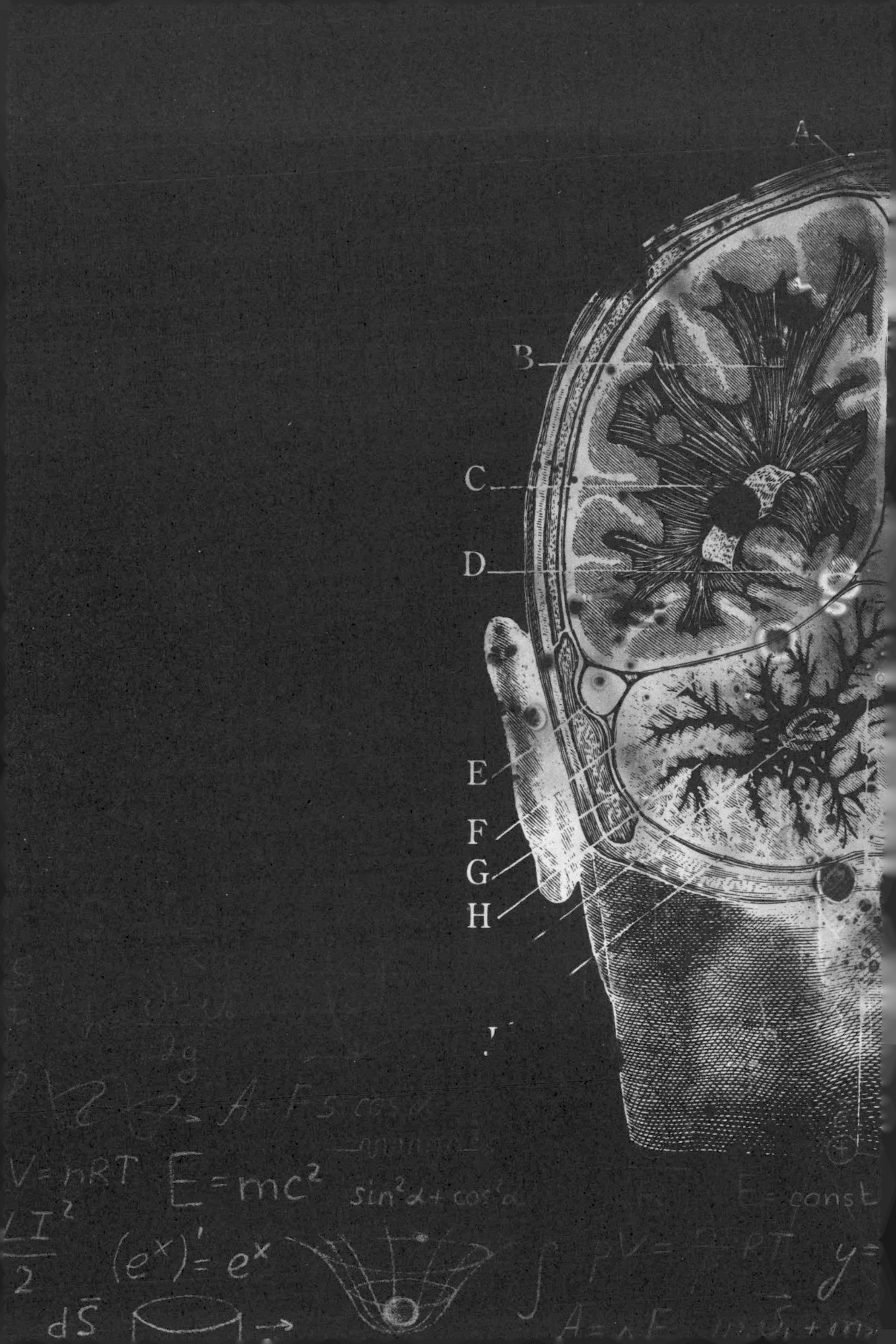
A
B
C
D
E
F
G
H
V=nRT
E=mc²
sin²α+cos²α
E=const
LI²/2
(eˣ)'=eˣ
dS

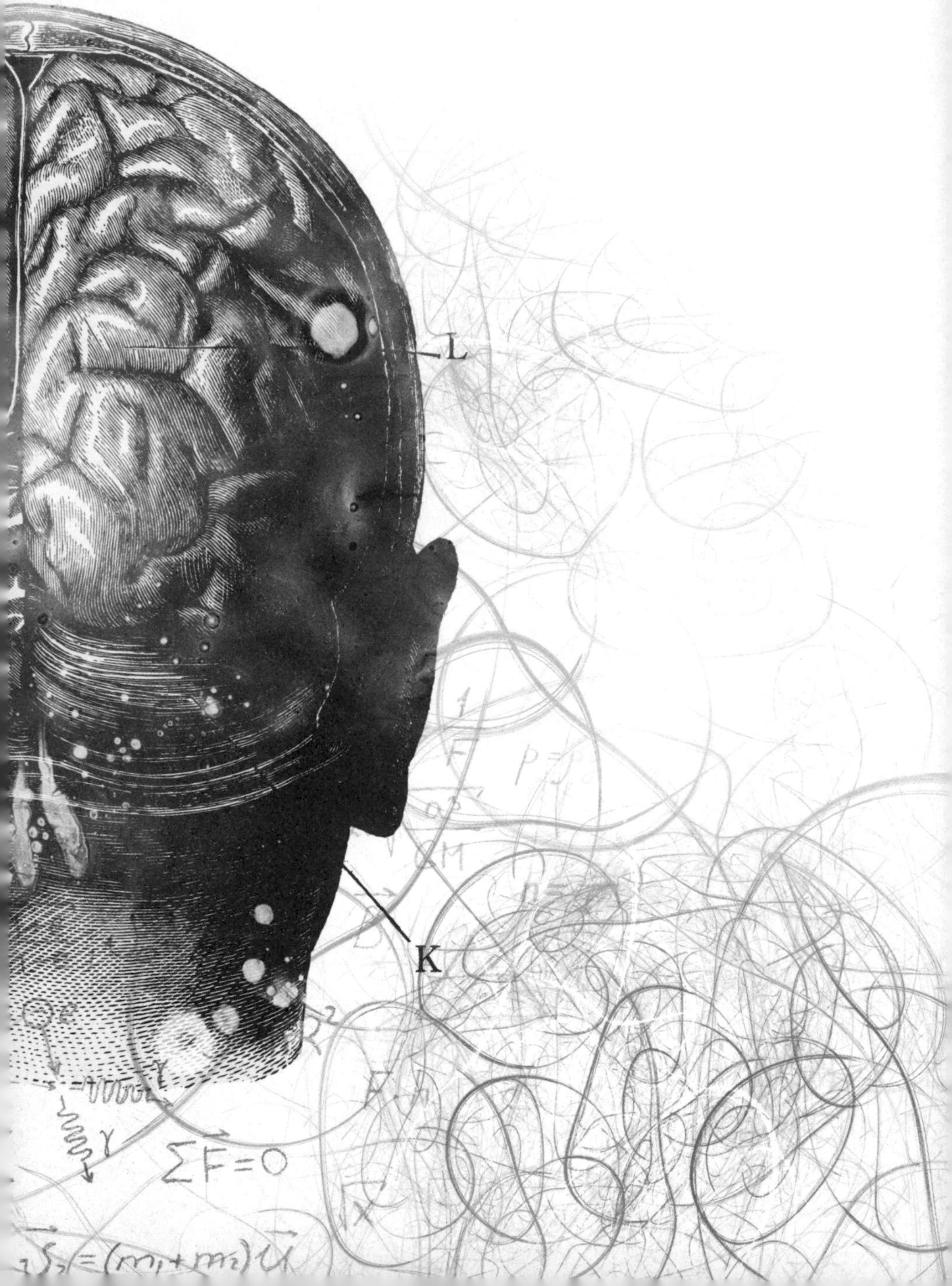
L
K
ΣF=O